心電図ドリル

監修 杉浦哲朗 著 土居忠文／宮尾恵示

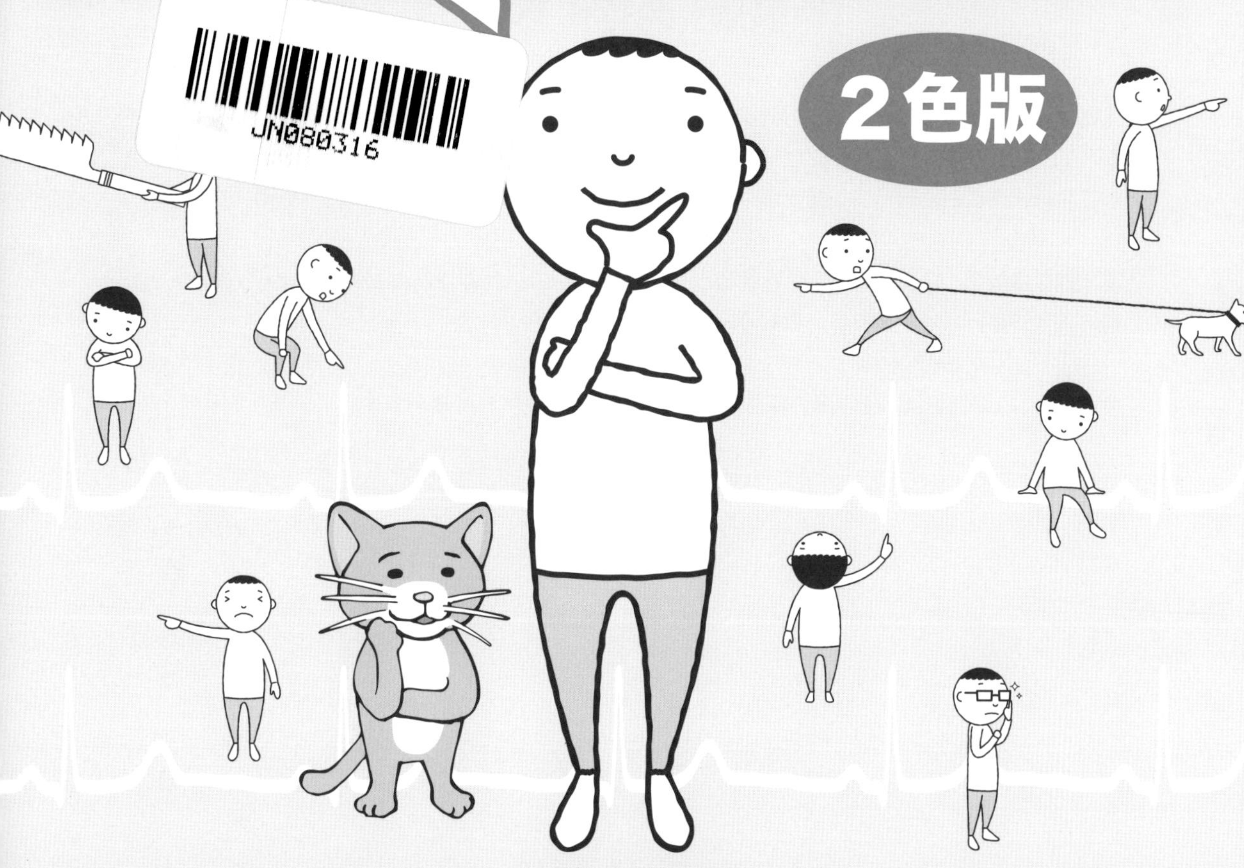

総合医学社

「2色版」発行にあたって

本書は，2020年7月に，「新装版」として，総合医学社から発行されましたが，多くの読者の方からご好評を頂き，また多くの学校や医療施設の方々からもテキストとして採用して頂いております．

そこでこのたび，より読みやすくするため「2色版」を発行することと致しました．

引き続き，心電図を学ぶ初学者の皆さんのお役に立てれば幸いです．

2022年10月
著 者

「新装版」発行にあたって

本書は発行以来7年にわたって好評を頂きましたが，出版元のベクトル・コア社が2020年3月をもって，業務を停止することになりました．そこで，このたび総合医学社から，新たに「新装版」として発行することになりました．

基本的な構成は，ベクトル・コア社とイラストレーターの小林義幸氏のご厚意により，ほとんど以前の内容で移行させて頂くことになりました．

今後とも，心電図を学ぶ初学者の皆さんに，本書がお役に立てれば幸いです．

2020年6月
著 者

監修のことば

心電図が登場したのは20世紀初頭であるが，以後基本的な生理検査のひとつとして，日常診療の場で使用され，とりわけ心臓病の診断には必須の検査法である．

近年，循環器領域の非観血的検査法は著しく進歩し，先進的な検査により心血管疾患の病態把握や，治療法の選択などに極めて有用な情報を提供している．しかし，心電図を的確に判読することにより得られる情報は多く，心臓に起こっている現象を経時的にベッドサイドで捉えることができるため，臨床現場で心電図を判読することの重要性は変わることはない．

これまでの心電図関連の書物の多くは循環器専門医により書かれており，ややもすると専門的すぎて「心電図は難しい」という印象を初心者に与えかねない．本書は当時高知大学医学部附属病院検査部の副技師長であった土居忠文氏が，日常の心電図検査中に得た豊富な経験と学生指導の経験から作成した書物である．1st ステップで，心電図の基礎知識を学び，2nd ステップで，不整脈における心電図波形を読み，3rd ステップでは，日常診療でしばしば遭遇する心電図波形異常を理解できるように，刺激伝導系との関連をグラフィカルな図を用いてわかりやすく解説されている．臨床検査技師を目指す学生はもちろんだが，看護師や医師を目指す学生諸君にも，「楽しく心電図を学習」していただき，本書が循環器病学の学習，国家試験そして卒後の日常臨床に活かされることを願っている．

2020年6月
関西医科大学総合医療センター 病院長
杉浦　哲朗

はじめに

このドリルは，心電図に対する苦手意識を少しでも克服してほしいという想いを込めて作りました．

心電図は確かに難しいかもしれません．でも臨床検査技師を目指すみなさんにとって，避けて通ることのできない課題のひとつです．また，将来，臨床の現場で心電図の判読ができる力は非常に役に立つでしょう．
学生の間は，他にも覚えることがたくさんあります．そんな今だからこそ，心電図だけでも，やさしく，わかりやすい教材を使って勉強してほしいと考えました．

このドリルは，1st ステップ，2nd ステップ，3rd ステップの3ステップに分かれています．ですが，必ずしも，1st ステップから始める必要はありません．1st ステップでは心電図を読むための基礎を確認でき，2nd ステップでは不整脈の心電図問題にチャレンジでき，3rd ステップでは不整脈以外の波形異常の心電図問題にチャレンジできます．
順番に1st ステップから始めるのもよし，3rd ステップからスタートして，わからないことがあれば1st ステップに戻るという方法もあります．チャレンジしたいステップから始めてみてください．
解答・解説では，問題の答えとは別に，波形の特徴をまとめているので，例えばそこだけ集めてオリジナルノートを作ることもできます．まさにこのドリルの使い方は，みなさん次第です．
とても自由に，好きなように使ってほしいのです．
おまけの付録では，少し変わった心電図学習の方法を提案しています．心電図を難しく考えてしまいがちですが，こんな勉強方法もあるんだなと，思ってもらえれば幸いです．

心電図の何がわからないのか，わからない……，そういって頭を抱える学生が，ひとりでも，このドリルをきっかけに，「よし，勉強してみよう」と前向きになってくれることを祈っています．

最後に，ドリルの作成にあたって，ご多忙の中，監修の労をとっていただいた高知大学医学部附属病院病院長の杉浦哲朗先生，ならびに出版に尽力を惜しまれなかったベクトル・コア社の中山穂積氏，坂本暁子氏，小林義幸氏に心から感謝いたします．

2013年12月
著者

心電図ドリル もくじ

心電図問題 21問

不整脈の心電図を中心に集めました.
1誘導のみ掲載しています.
2nd ステップの心電図問題の答え方には2通りあります.
ひとつは波形を見て, すぐに心電図診断を答える方法です.
もうひとつは, 波形の下に「**●もっと丁寧に波形を見てみましょう.**」という問題欄を用意しているので, そこで問われることをひとつずつ確認していきながら, 心電図診断を答える方法です.
好みの方法で問題にチャレンジしてみてください.

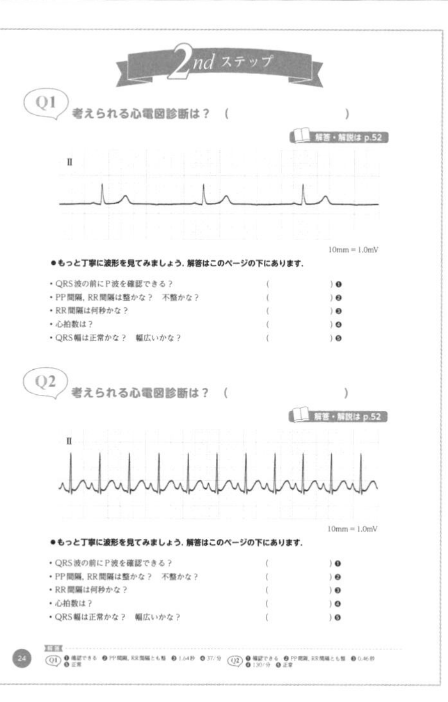
2nd ステップ

Q1 考えられる心電図診断は？　(　　　　)

解答・解説は p.52

●もっと丁寧に波形を見てみましょう. 解答はこのページの下にあります.

- QRS波の前にP波を確認できる？　(　　　　)❶
- PP間隔, RR間隔は整かな？　不整かな？　(　　　　)❷
- RR間隔は何秒かな？　(　　　　)❸
- 心拍数は？　(　　　　)❹
- QRS幅は正常かな？　幅広いかな？　(　　　　)❺

Q2 考えられる心電図診断は？　(　　　　)

解答・解説は p.52

●もっと丁寧に波形を見てみましょう. 解答はこのページの下にあります.

- QRS波の前にP波を確認できる？　(　　　　)❶
- PP間隔, RR間隔は整かな？　不整かな？　(　　　　)❷
- RR間隔は何秒かな？　(　　　　)❸
- 心拍数は？　(　　　　)❹
- QRS幅は正常かな？　幅広いかな？　(　　　　)❺

Q1 ❶確認できる ❷PP間隔, RR間隔とも整 ❸1.64秒 ❹37/分 ❺正常
Q2 ❶確認できる ❷PP間隔, RR間隔とも整 ❸0.46秒 ❹130/分 ❺正常

24

心電図問題 15問

波形異常の心電図を集めました.
標準12誘導を見て, 5つの選択肢の中から
心電図診断を答えます.
異常を認める波形に注目して判読しましょう.

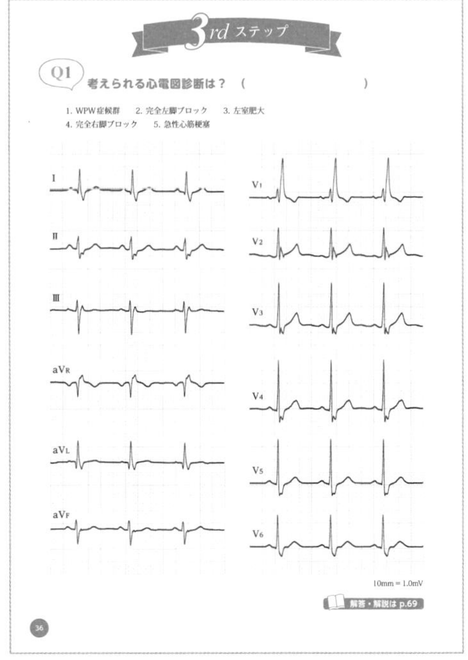

3rd ステップ

Q1 考えられる心電図診断は？（　　　　）

1. WPW症候群　2. 完全左脚ブロック　3. 左室肥大
4. 完全右脚ブロック　5. 急性心筋梗塞

解答・解説は p.69

36

実際に手を動かして心電図の波形をなぞってみましょう.
眺めていたときとはひと味違う, 心電図学習の楽しさが発見できるかもしれません.

このドリルの心電図について

このドリルの心電図は, すべて標準感度（10mm/1.0mV）で記録しています. 基本的に心電図は原寸と同じ大きさですが, 以下の心電図は紙面の都合上, 縮小もしくは拡大させて表示しています.

1st ステップ

- p.13 「心拍数の簡単な求め方」の心電図（150%に拡大）
- p.18 「双極肢誘導」の心電図（50%に縮小）
- p.19 「単極肢誘導」の心電図（50%に縮小）

解答・解説

- 解説中の心電図（75%に縮小）
- p.79 「ブルガダ症候群の心電図の特徴」の心電図（75%に縮小）

付録

- すべての心電図（150%に拡大）

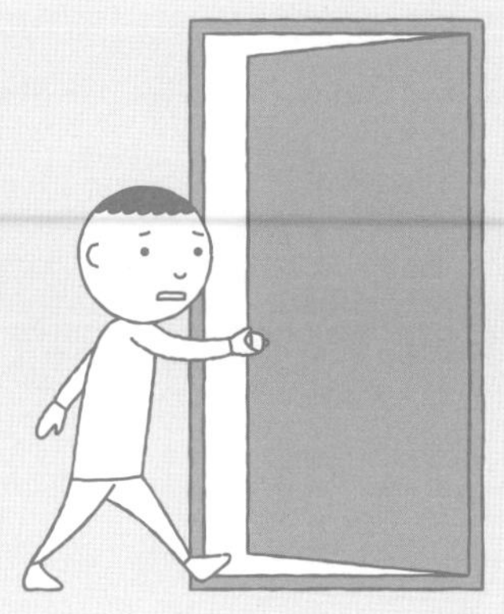

1st ステップ

心電図を読むための基本を確認しましょう

心電図の波形を読むために，これだけは知っておいてほしいということをまとめました．
心電図って何から勉強すればよいのだろう，何がわからないのか，わからないな，と感じる人にこそ，
1st ステップの問題を試してほしいと考えています．
先に 2nd ステップや 3rd ステップを試してから，自分の弱点を補うために，
1st ステップに戻ってもかまいません．

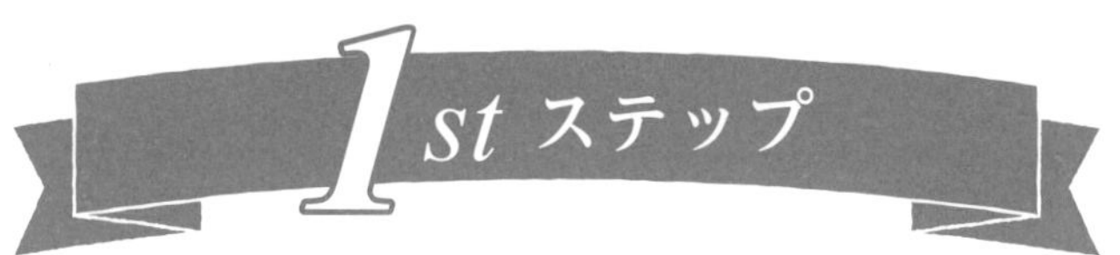

刺激伝導系

心筋には，発生した電気刺激を心臓全体にすみやかに伝えるための特殊心筋があります．この特殊心筋を刺激伝導系といいます．

●❶〜❺の（　）に適切な用語を書きましょう．解答はこのページの下にあります．

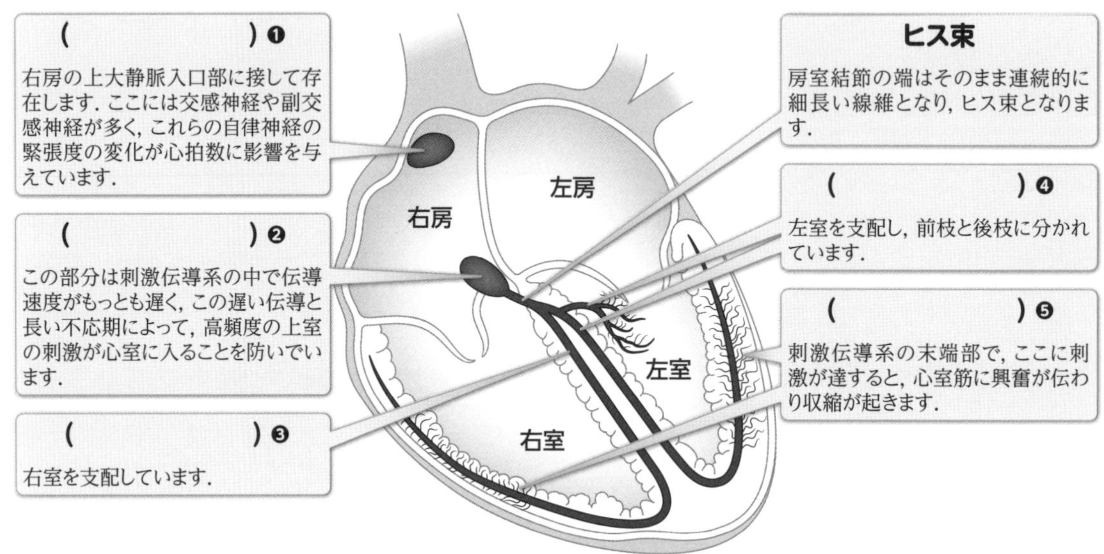

興奮の伝わり方

洞結節より発生した刺激は心房に伝わり，心房を興奮（脱分極）させP波を形成します．さらに心房から房室結節，脚，プルキンエ線維へと伝わり，心室を興奮させQRS波を形成します．心室の興奮（脱分極）後，再分極が起こりT波を形成します．

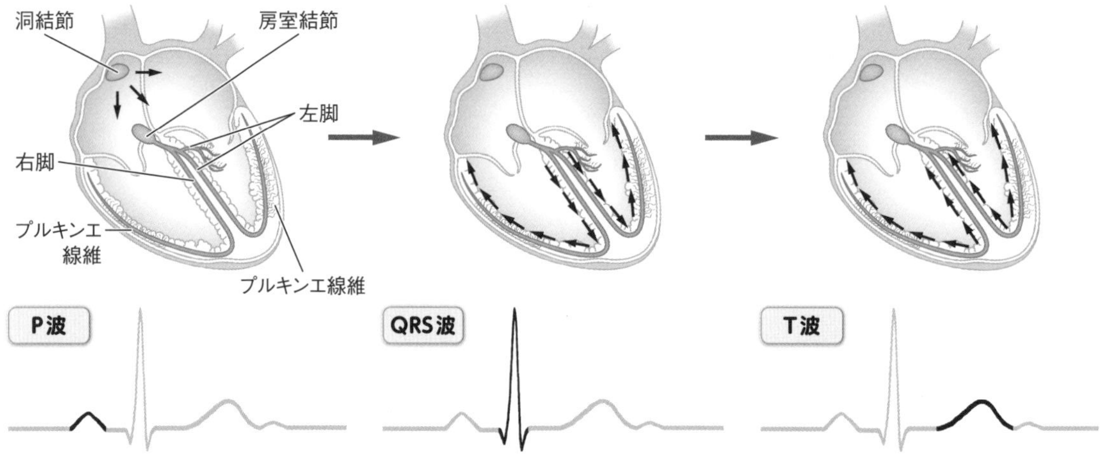

解答

Check 1　❶ 洞結節　❷ 房室結節　❸ 右脚　❹ 左脚　❺ プルキンエ線維

心電図波形の名称

心電図は，心臓の電気的な活動の様子をグラフの形に記録することで，心疾患の診断と治療に役立てるものです．心電図には以下に示す名称があります．

●❶〜❼の（　）に適切な用語を書きましょう．解答はこのページの下にあります．

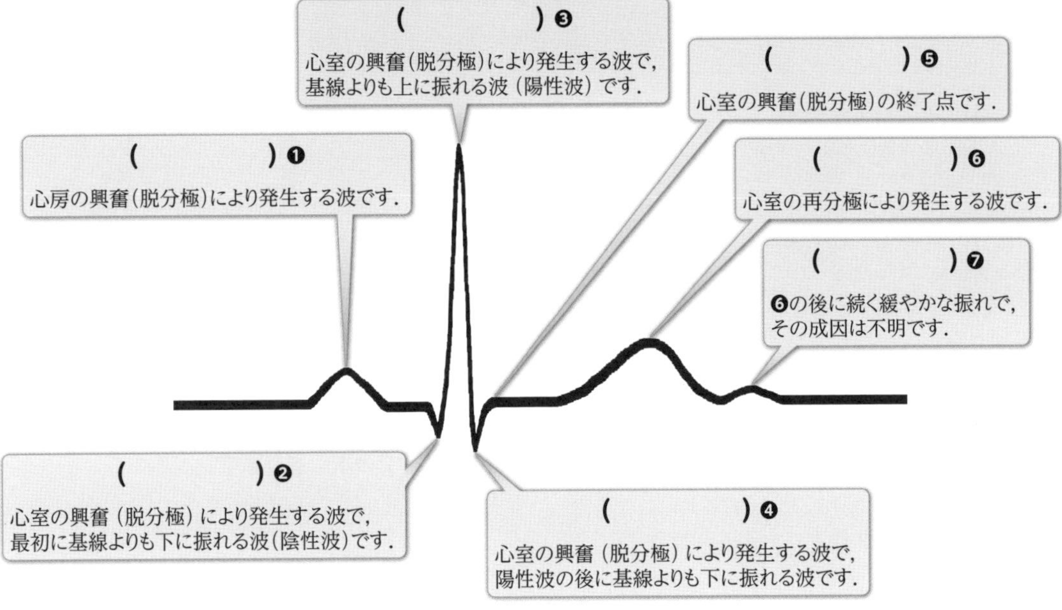

基線と較正波

基線（等電位線ともいう）とは，心電図の平らな部分をいい，一般的には，PP線，QQ線があります．PP線は，複数のP波の始まりを結んだ線です．QQ線は，複数のQRS波の始まりを結ぶ線で，QRS群およびJ点の振幅を測定する際に用います．

較正波は，振幅を測定するための基準となるマークです．標準電圧1.0mVを回路に入力し，較正曲線が何mm振れるかを表示します．記録感度10mm/1.0mVを標準感度といい，通常はこの標準感度で記録します．心電図の波形が高すぎる場合や低すぎる場合は，標準感度の1/2である5mm/1.0mVや，2倍の20mm/1.0mVで記録します．

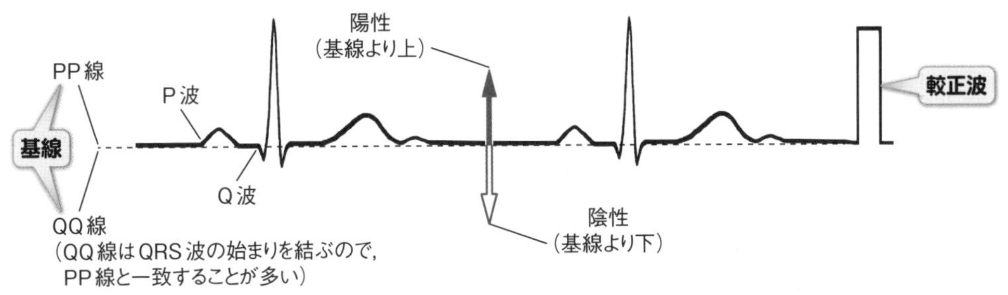

解答

Check 2　❶P波　❷Q波　❸R波　❹S波　❺J点　❻T波　❼U波

Check 3

心電図波形の計測

心電図の縦軸は電位（mV）を表し，横軸は時間（秒）を表します．1秒間に記録紙を進める速度を紙送り速度といい，標準紙送り速度は25mm/秒です．

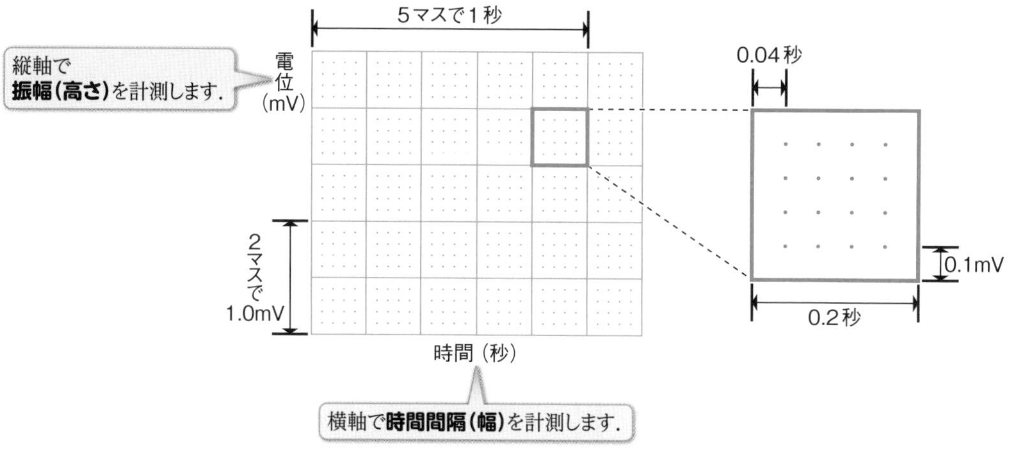

●❶〜❾の（　）に適切な用語を書きましょう．解答は次のページの下にあります．

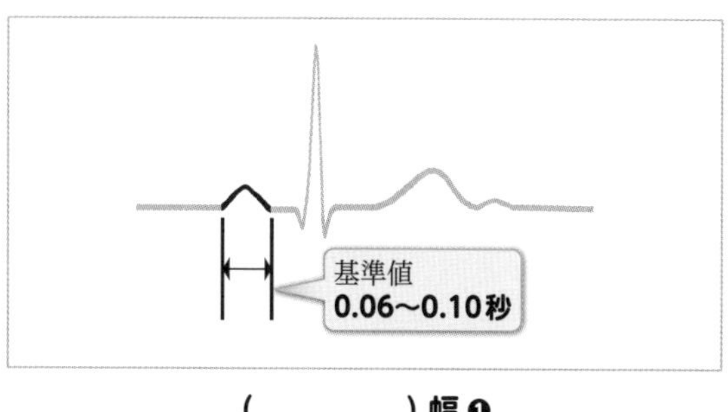

（　　　　）幅❶

P波の始まりから終わりまでの時間を計測します．心房の興奮（脱分極）時間を示します．心房が肥大すると興奮時間が長くなります．まず右房が興奮し，遅れて左房が興奮します．右房の興奮が終わっても，まだ左房が興奮しているため，右房の興奮時間の延長はP幅に反映されません．左房の興奮延長はP幅の延長となります．0.06 〜 0.10秒が基準値で，P幅が延長していれば左房肥大を疑います．

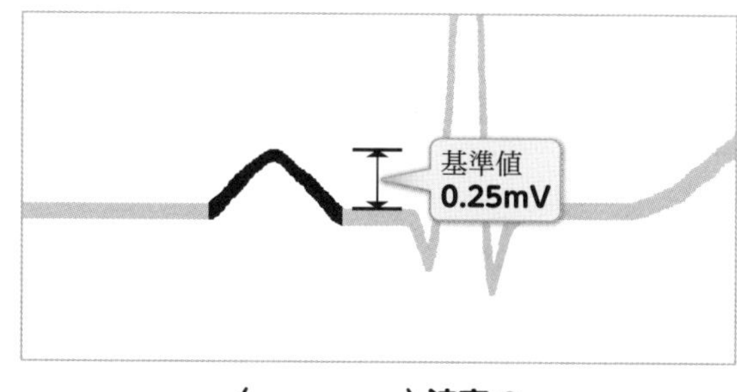

（　　　　）波高❷

基線の上縁からP波の頂上までの長さを計測します．心房の興奮の強さを示します．心房が肥大するとP波高が高くなります．P波高の変化は小さな変化ですが，右房は体表に近い位置にあるのでP波高の変化を捉えることができます．しかし左房は深い位置にあるので，その変化を捉えるのは困難です．0.25mVが基準値で，P波高が高くなれば右房肥大を疑います．

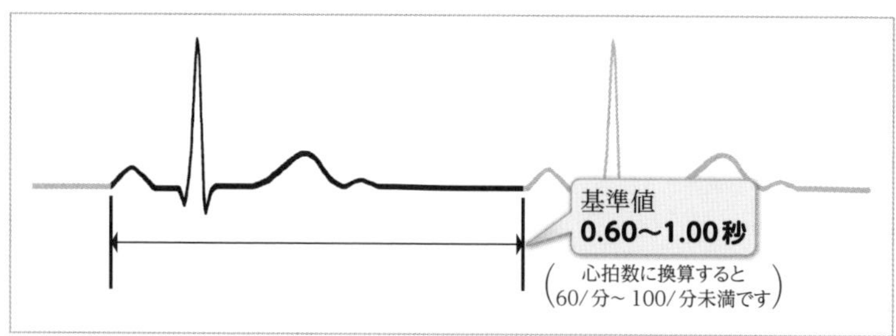

（　　　　）間隔❸

洞結節からの刺激が規則正しく出ているかどうかを，この間隔で確認することができます．この間隔が短縮していると，上室期外収縮を疑います．延長している場合は洞停止，洞房ブロックなどを疑います．

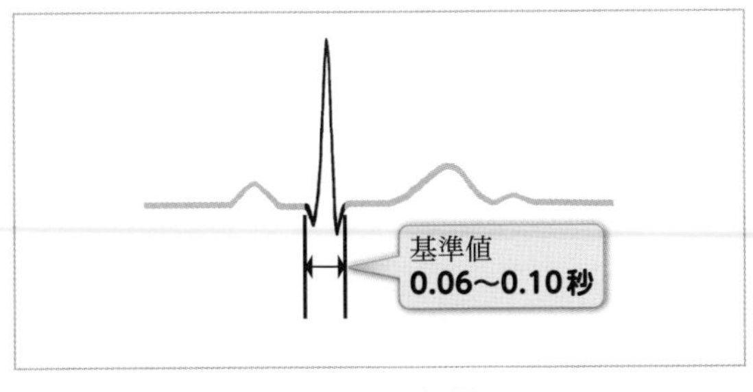

(　　　　　)幅❹

QRS波の始まりから終わりまでの時間を計測します．心室作業筋の興奮（脱分極）時間を示します．0.06 ~ 0.10秒が基準値で，これ以上の幅になっていれば，心室内の伝導異常を疑います．

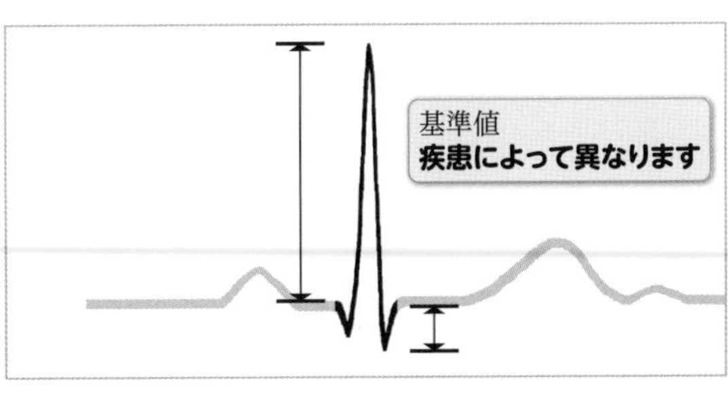

(　　　　　)波高❺

QRS波の高さ（振幅）は，基線（QQ線）の上縁からR波の頂上までの長さを計測します．深さは，基線（QQ線）の下縁からS波の頂上までを計測します．QRS波高は心室筋の興奮の強さを示します．心室が肥大するとQRS波高が高くなります．V_1誘導のR波が0.7mV以上では右室肥大を疑い，V_5誘導のR波が2.6mV以上では左室肥大を疑います．

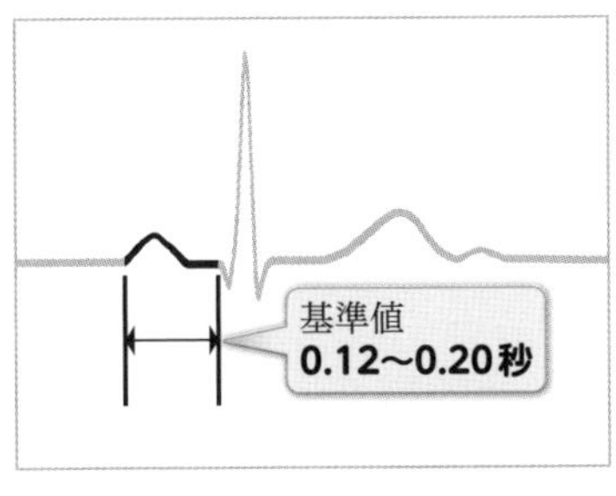

(　　　　　)間隔❻

P波の始まりからQRS波の始まりまでの時間を計測します．基準値は0.12 ~ 0.20秒です．洞結節に起こった興奮が房室接合部を通過するのに要する時間で，房室伝導時間といいます．

基準値
0.60〜1.00秒
（心拍数に換算すると 60/分〜100/分未満です）

(　　　　　)間隔❼

心室が規則正しく動いているかを，この間隔で確認することができます．心拍数もこの間隔より求められます．この間隔が短縮している場合は期外収縮を疑い，延長している場合は洞停止，洞房ブロックなどを疑います．

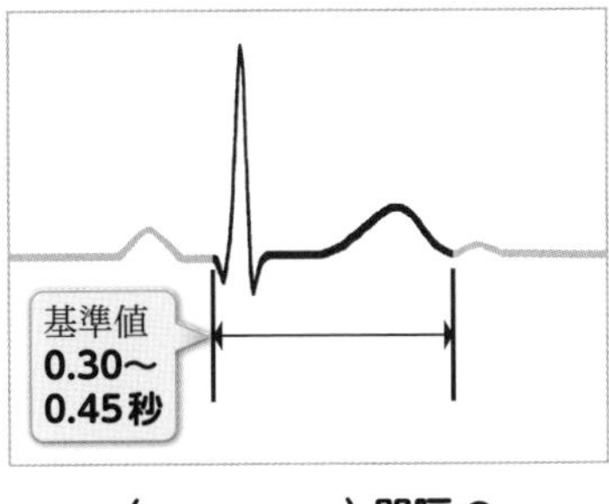

(　　　　　)間隔❽

QRS波の始まりからT波の終わりまでの時間を計測します．この時間は心拍数（RR間隔）によって変化するので，実測のQT間隔を心拍数で補正した補正QT間隔（QTc値）で評価することもあります．

QTc値を求める式：
QTc＝QT間隔 / √RR間隔
基準値：0.35 ~ 0.44

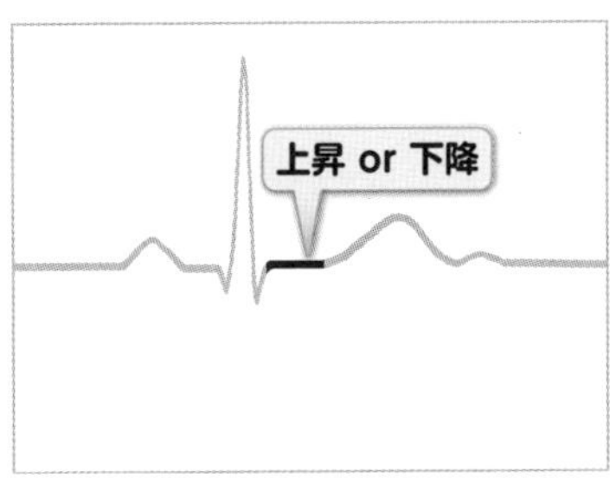

(　　　　　)部分❾

QRS波の終わりからT波の始まりまでの直性（または曲線）をなす部分を指します．正常では水平になっています．水平部が上がっていたり下がっていたりする状態をST変化と呼び，これは心筋虚血の代表的な心電図所見です．形に注目しましょう．

解答
Check 3　❶P　❷P　❸PP　❹QRS　❺QRS　❻PQ　❼RR　❽QT　❾ST

実際に計測してみましょう

波形の時間間隔（幅）を計測するときは，最少のメモリを数えて0.04秒をかければ求めることができます．

●⑩〜⑯の（　）に適切な数値を書きましょう．解答はこのページの下にあります．

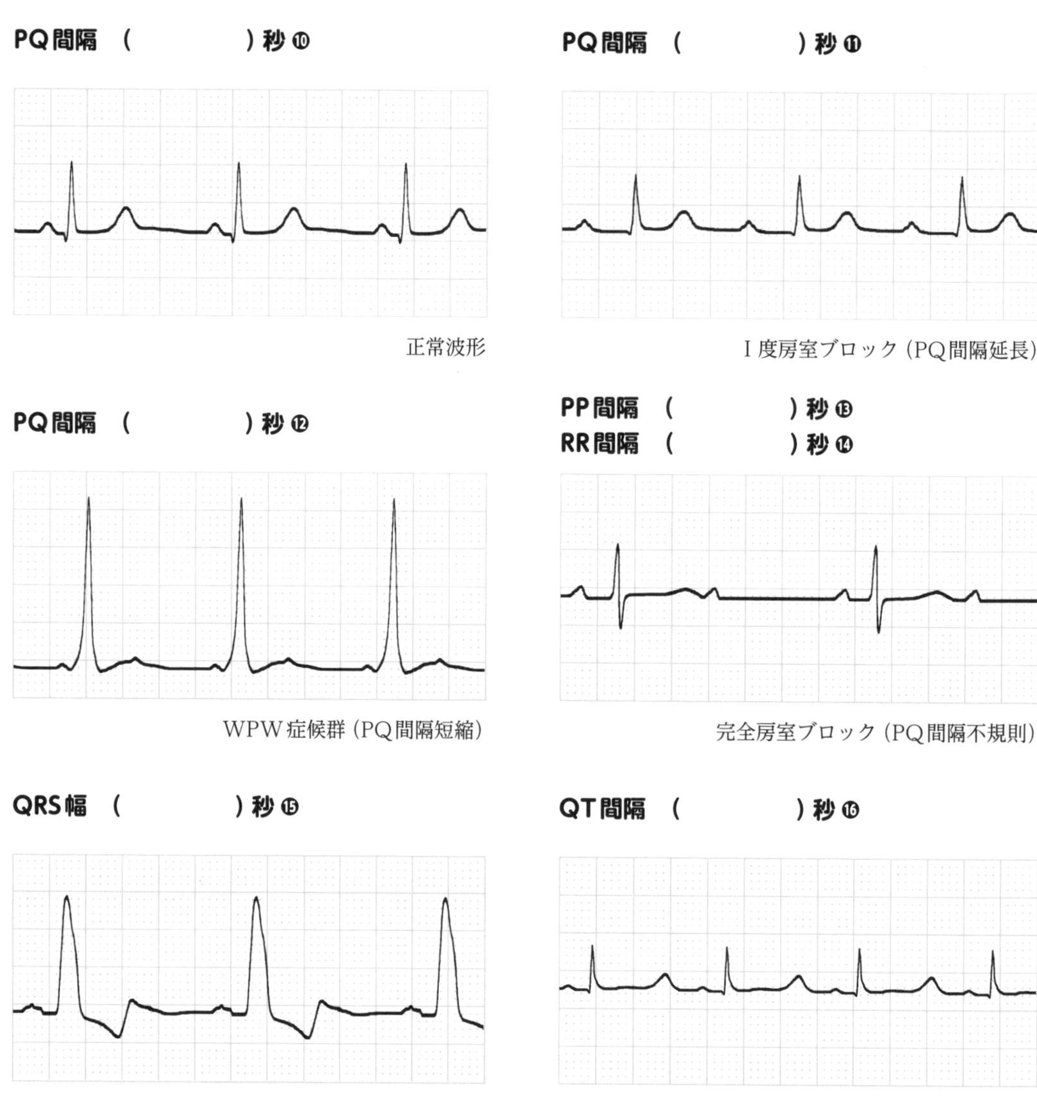

低カルシウム血症（QT間隔延長）

解答

⑩ 0.14（3.5メモリ×0.04）　⑪ 0.28（7.0メモリ×0.04）　⑫ 0.08（2.0メモリ×0.04）　⑬ 0.72（18.0メモリ×0.04）　⑭ 1.40（35.0メモリ×0.04）
⑮ 0.16（4.0メモリ×0.04）　⑯ 0.50（12.5メモリ×0.04）

心拍数の求め方

心拍数は，1分間に心臓が拍動する回数のことをいいます．単位は「/分」です．心電図から心拍数を求める場合は，心室の動きを示すRR間隔を計測し，60を除して求めます．計算式は下に示す通りです．心拍数の正常範囲は60/分～100/分未満です．

心拍数（/分）＝　60 / R波から次のR波までの距離（mm）×0.04（秒）

↑ RR間隔（秒）

このドリルでは小数点以下を四捨五入して整数にまとめています．

心拍数の簡単な求め方

上記の計算式を用いずに，もっと簡単に，おおよその心拍数を求めることもできます．
心電図の記録用紙は，5mmごとに太い線が引かれています．この太い線のマス目に重なっているQRS波を探し，そこを起点にして，次のQRS波までを，太い線のマス目ごとに，300, 150, 100, 75, 60……と数えます．300, 150, 100, 75, 60……の数字の並びを覚えておくといいのですが，忘れてしまった場合のために，300の数字を太い線のマス目の数で割ると同じ数字になることも一緒に覚えておきましょう．

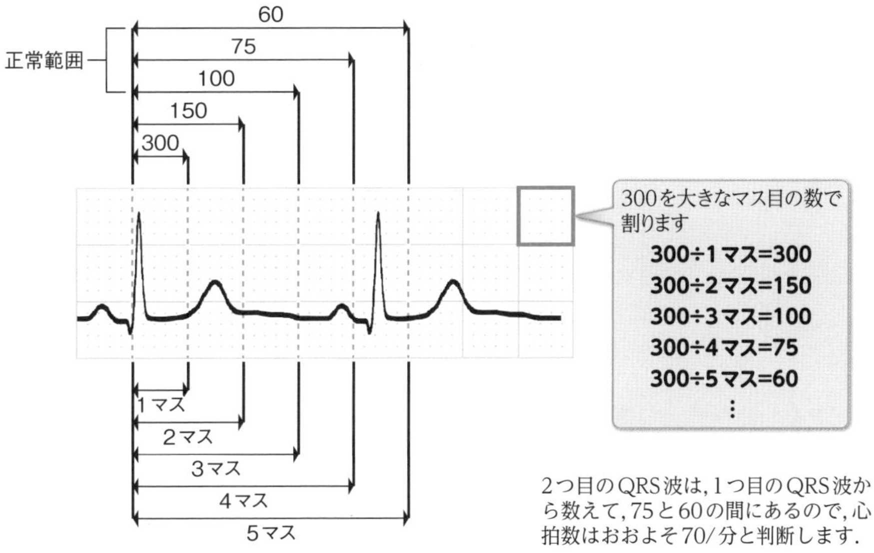

2つ目のQRS波は，1つ目のQRS波から数えて，75と60の間にあるので，心拍数はおおよそ70/分と判断します．

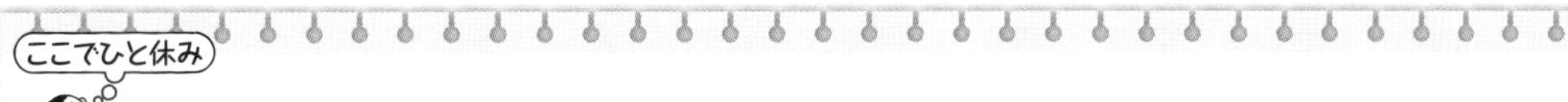

「300」という数字について

5mm間隔の太い線のマス目を，時間間隔に換算すると1マス＝0.2秒です．したがってQRS波の間隔が1マスであれば，0.2秒間隔で心臓が1回拍動していることを表します．1分間の心拍数に換算すると，60（秒）÷0.2（秒）＝300となり，「300」という数字が出てくるのです．
心電図を見て，すぐにおおよその心拍数を判断するときに，「300を大きなマス目の数で割る」と覚えておくと便利でしょう．

電気軸

心室が興奮する際，一定方向の起電力が生じます．この起電力が示すベクトルを平均電気軸といいます．電気軸は，前額面から見たものなので，肢誘導のⅠ～aVF誘導のQRS波の向きを見て診断します．電気軸の基準値と，軸偏位を起こし得る疾患を覚えておきましょう．

基準値

- 正常軸　0°～+90°
- 右軸偏位　+110°～+180°
- 左軸偏位　−30°～−90°
- 不定軸　−90°～+179°

軸偏位を起こし得る疾患

右軸偏位
右室肥大，左脚後枝ブロック，右胸心など

左軸偏位
左室肥大，左脚前枝ブロック，下壁梗塞など

簡易的平均電気軸の見方

Ⅰ誘導と，Ⅱ誘導，Ⅲ誘導のQRS波の向きを見て，軸偏位を診断します．それぞれの波形の，上向きの振れを（+），下向きの振れを（−）とし，その振幅の和を求め，陽性か陰性かを判定します．判定には，下に示す表を覚えておくと便利でしょう．Ⅱ，Ⅲ誘導は足から心臓を眺めた誘導なので，同じ方向から眺めているaVF誘導を用いれば，Ⅱ，Ⅲ誘導を代用することが可能です．

軸偏位の見方

	正常軸	右軸偏位	左軸偏位
Ⅰ誘導	陽性（+）	陰性（−）	陽性（+）
Ⅱ誘導	陽性（+）	陽性（+）	陰性（−）
Ⅲ誘導	陽性（+）	陽性（+）	陰性（−）

実際に「簡易的平均電気軸の見方」を使って軸偏位を判定してみましょう

● ❶～❸の（　）に適切な用語を書きましょう．解答はこのページの下にあります．

（　　　　　　）❶

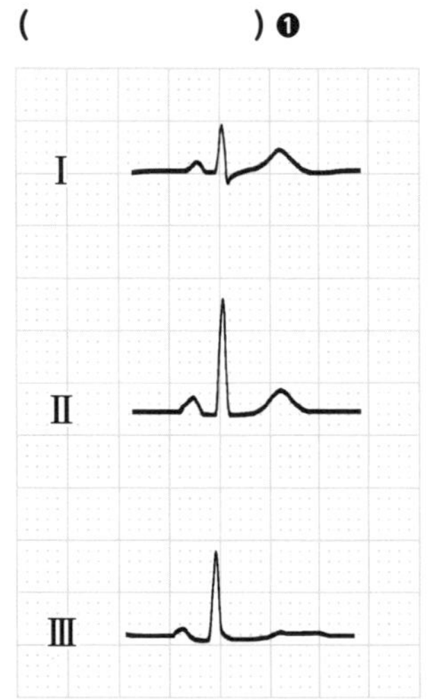

（　　　　　　）❷

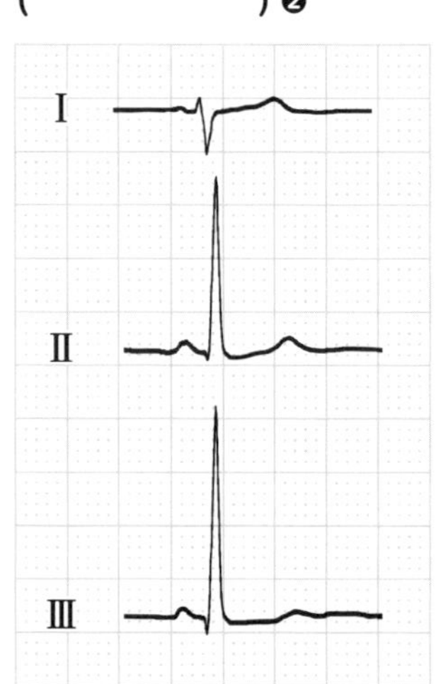

（　　　　　　）❸

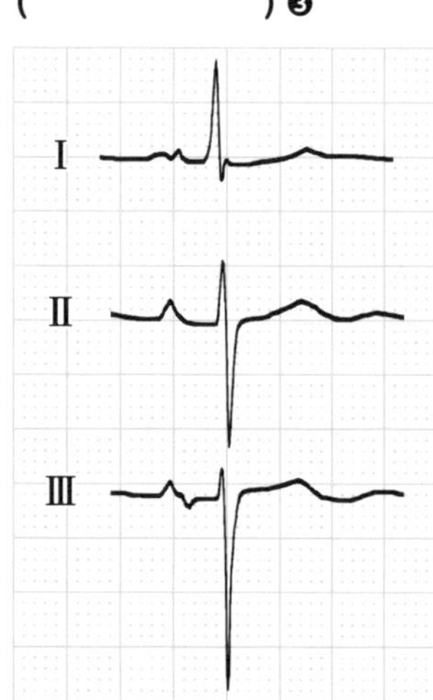

解答

Check 4　❶ 正常軸　❷ 右軸偏位　❸ 左軸偏位

アイントーベンの三角形を用いた電気軸計算シートの作成方法

正確な電気軸を求めるには，下に示す電気軸計算シートを利用する方法もあります．電気軸計算シートは，アイントーベンの三角形の角度を，時計の時刻に置きかえて作成します．

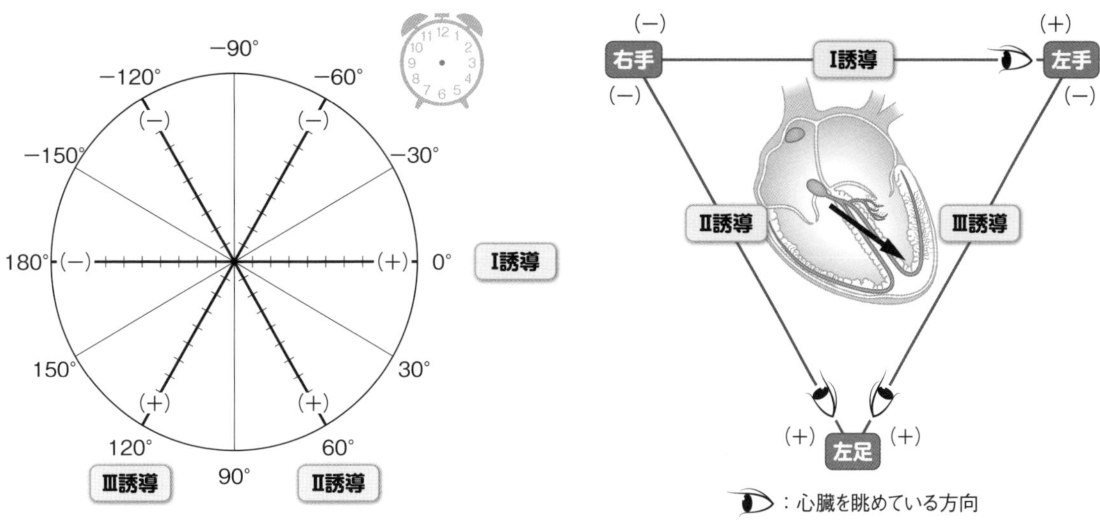

それでは，アイントーベンの三角形の角度を時計の時刻に置きかえながら，電気軸計算シートを実際に描いてみましょう．

①円を描きます．

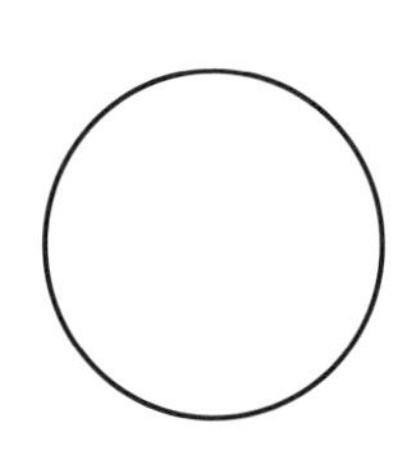

②まずⅠ誘導を書き込みます．アイントーベンの三角形のⅠ誘導の角度は，時計の9時と3時の位置にあたるので，この位置を結ぶ線を引きます．

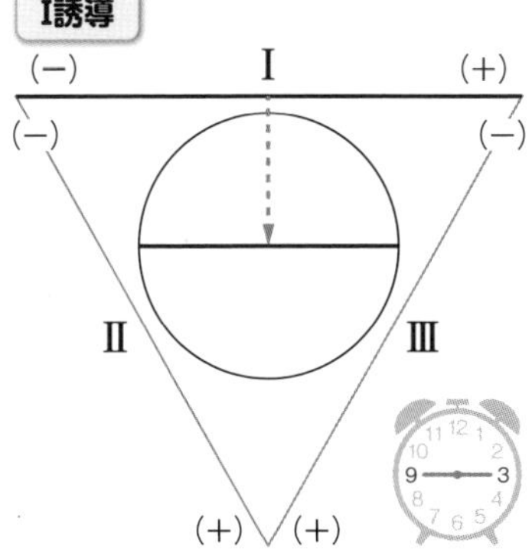

③9時の位置に180度と(−)，3時の位置に0度と(+)を書き込みましょう．

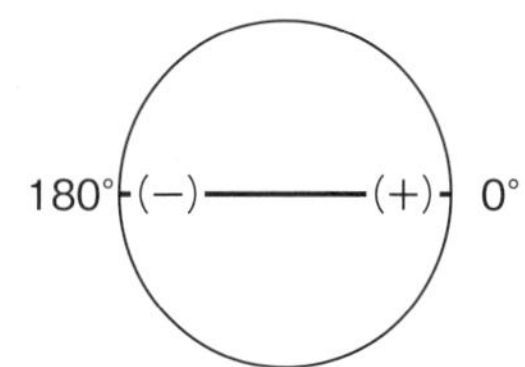

④次にⅡ誘導を書き込みます．Ⅱ誘導の角度は，時計の11時と5時の位置にあたるので，この位置を結ぶ線を引きます．

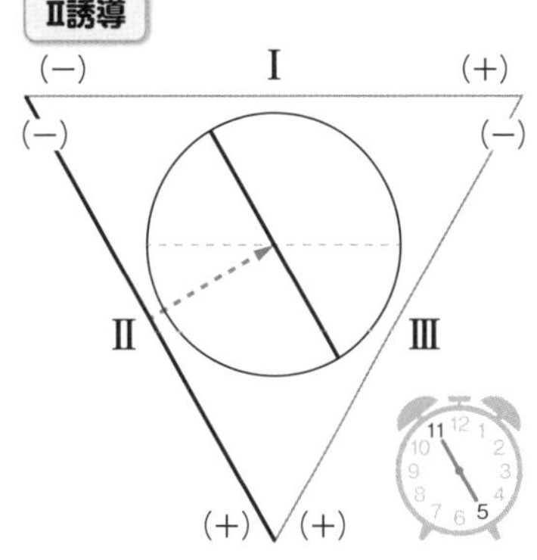

⑤11時の位置に−120度と（−），5時の位置に60度と（+）を書き込みましょう．

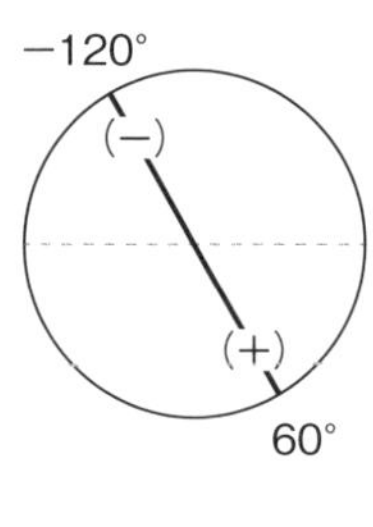

⑥Ⅲ誘導を書き込みます．Ⅲ誘導の角度は，時計の1時と7時の位置にあたるので，この位置を結ぶ線を引きます．

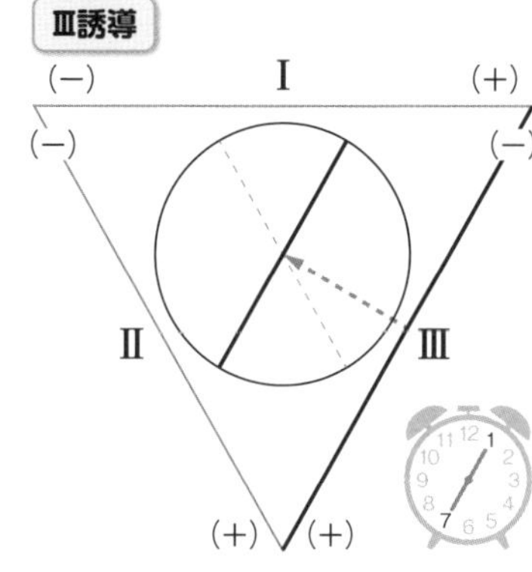

⑦1時の位置に−60度と（−），7時の位置に120度と（+）を書き込みましょう．

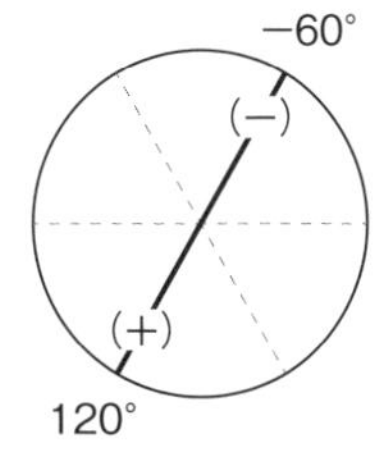

⑧さらに12時と6時，2時と8時，4時と10時を結ぶ線を引きます．12時の位置に−90度，6時の位置に90度，2時の位置に−30度，8時の位置に150度，4時の位置に30度，10時の位置に−150度を書き込みましょう．

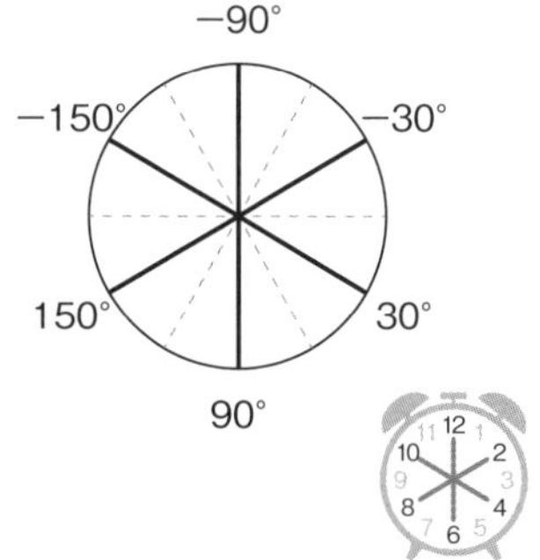

⑨これでアイントーベンの三角形の角度を用いた，電気軸計算シートが完成しました．さらにⅠ誘導，Ⅱ誘導，Ⅲ誘導のラインに，10等分したメモリを入れておくと，電気軸を求めるときに便利です．

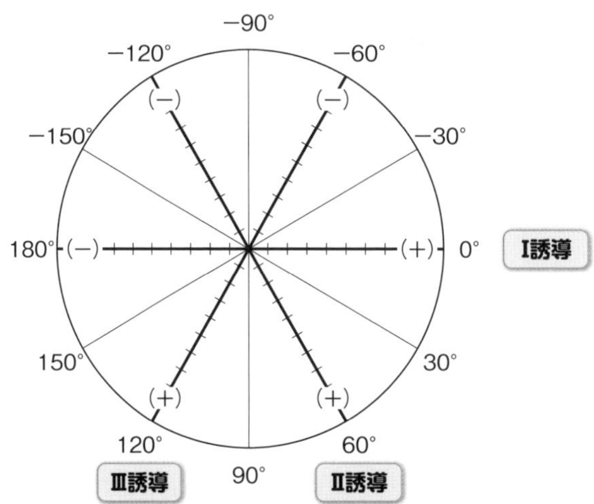

実際に電気軸計算シートを使って，次に示す波形の電気軸を求めてみましょう

肢誘導の2つの誘導について，QRS波の振幅の和を求め，電気軸計算シートをもとに，それぞれの軸上の点より垂線を立てて，その交点から電気軸を求めます．

●❹の（　）に適切な数値を書きましょう．解答はこのページの下にあります．

電気軸　（　　　　）度❹

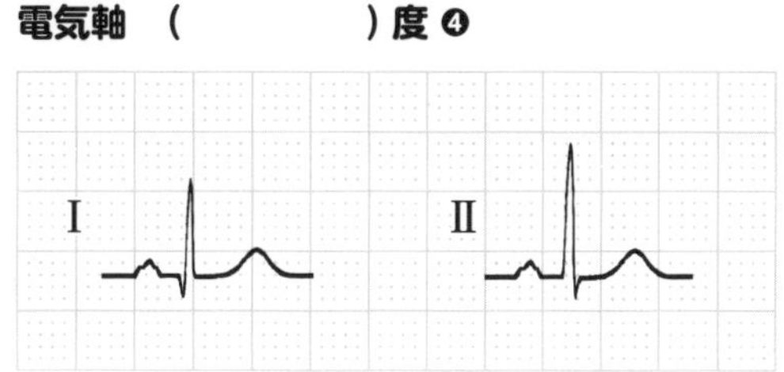

解き方

①まずⅠ誘導とⅡ誘導のQRS波の振幅の和を求めます．

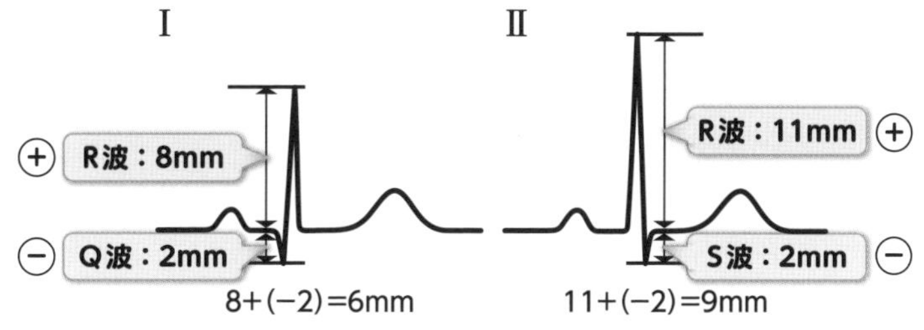

②次に，電気軸計算シートのⅠ誘導とⅡ誘導の軸上に，円の中心点からそれぞれの振幅の和の分だけ数えた位置に垂線を立て，交点を求めます．

③その交点と，円の中心点を結んだ線の長さがベクトルの大きさを表します（➡）．

④さらにその線を延長して，円との交点が，電気軸の向きを示す角度です．問題の電気軸は50度，つまり正常軸であることがわかります．

電気軸計算シート

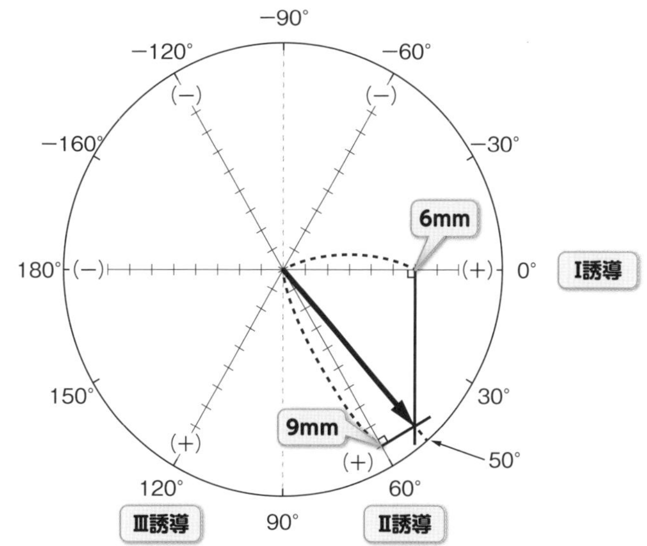

解答

❹ 50度（正常軸）

誘導法

一般的に使われる誘導法は標準12誘導と双極胸部誘導です. 標準12誘導には双極肢誘導, 単極肢誘導, 単極胸部誘導があります. 双極胸部誘導はホルター心電図やモニター心電図などで用います.

双極肢誘導

Ⅰ, Ⅱ, Ⅲ誘導の3点を結ぶと, ちょうど正三角形に近い形になります. これをアイントーベンの三角形といいます. 2点間の電位差を測定しています. Ⅰ誘導は左腕の付け根から, Ⅱ, Ⅲ誘導は左足から心臓の電気的変化を眺めています. いずれの誘導も正常心電図の興奮は陽性のQRS波となります.

●❶〜❻の（　）に適切な用語を書きましょう. 解答はこのページの下にあります.

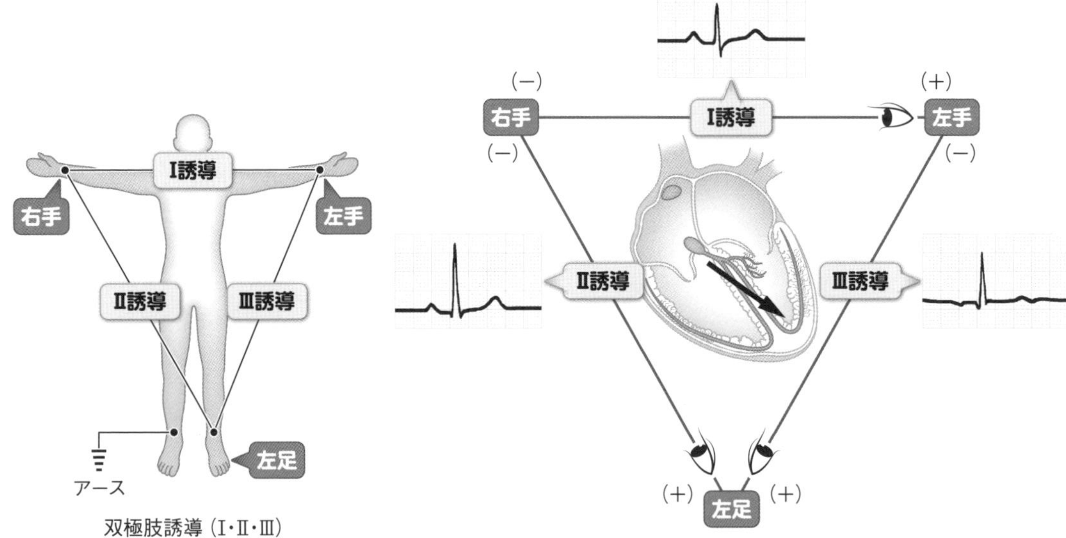

土居 忠文, 手にとるようにわかる 心電図入門［改訂版］, p.8, 2005, ベクトル・コアより一部改変.

Ⅰ誘導は（　　　　　）❶と（　　　　　）❷の電位差を表します
Ⅱ誘導は（　　　　　）❸と（　　　　　）❹の電位差を表します
Ⅲ誘導は（　　　　　）❺と（　　　　　）❻の電位差を表します

解答

Check 5 ❶右手 ❷左手 ❸右手 ❹左足 ❺左手 ❻左足（❶❷, ❸❹, ❺❻は順不同）

単極肢誘導

aVR誘導は右腕の付け根から，aVL誘導は左腕の付け根から，aVF誘導は左足から心臓の電気的変化を眺めています．aVR誘導の右腕の付け根から心臓を眺めると，興奮は遠ざかっていきます．よってQRS波は陰性の振れを描きます．aVL誘導の左腕の付け根から心臓を眺めると，興奮は近づいてきて，遠ざかるので，QRS波は陽性に振れ，次に陰性に振れます．aVF誘導の左足から心臓を眺めると，興奮は近づいてくるので，QRS波は陽性に振れます．

●❼～❾の（　）に適切な用語を書きましょう．解答はこのページの下にあります．

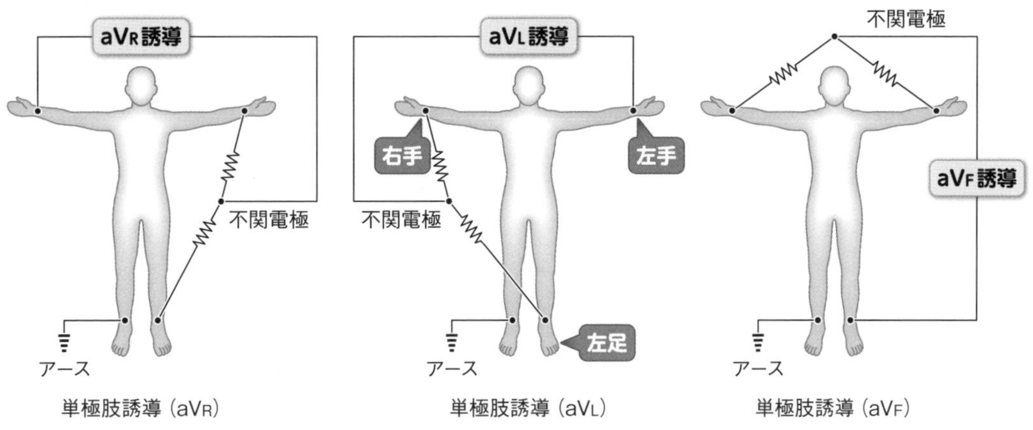

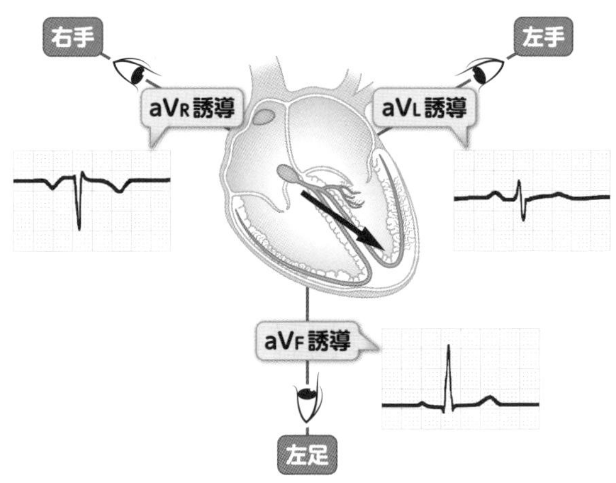

：心臓を眺めている方向

土居 忠文，手にとるようにわかる 心電図入門［改訂版］，p.9，2005，ベクトル・コアより一部改変．

aVR誘導は（　　　　　　）❼ と不関電極の電位差を表します
aVL誘導は（　　　　　　）❽ と不関電極の電位差を表します
aVF誘導は（　　　　　　）❾ と不関電極の電位差を表します

解答
❼ 右手　❽ 左手　❾ 左足

単極胸部誘導

単極胸部誘導は，第4，第5肋間の高さに電極を装着し，その位置から心臓の電気的変化を眺めています．正常の位置に心臓があれば，R波はV_1～V_5誘導にかけて少しずつ大きくなり，V_6誘導でやや小さくなります．S波はV_2誘導でもっとも大きくなり，V_6誘導にかけて少しずつ小さくなります．

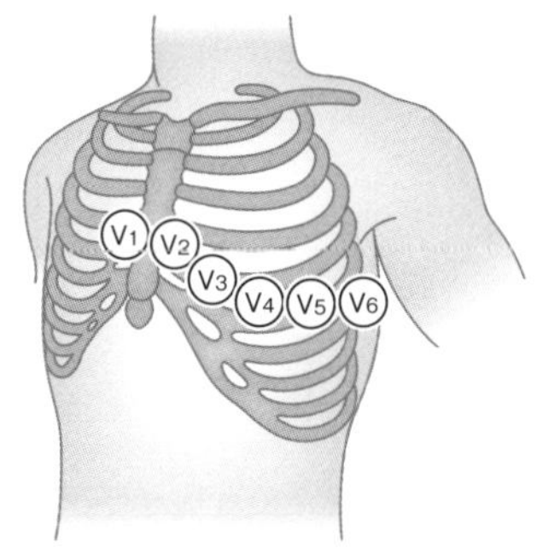

●⑩～㉑の（　）に適切な用語を書きましょう．解答はこのページの下にあります．

V_1誘導の電極装着位置は（　　　　）⑩肋間，胸骨（　　　　）⑪です

V_2誘導の電極装着位置は（　　　　）⑫肋間，胸骨（　　　　）⑬です

V_3誘導の電極装着位置は（　　　　）⑭と（　　　　）⑮の中間です

V_4誘導の電極装着位置は（　　　　）⑯肋間，左（　　　　）⑰です

V_5誘導の電極装着位置は（　　　　）⑱の高さ，左（　　　　）⑲です

V_6誘導の電極装着位置は（　　　　）⑳の高さ，左（　　　　）㉑です

胸部誘導と心臓との位置関係

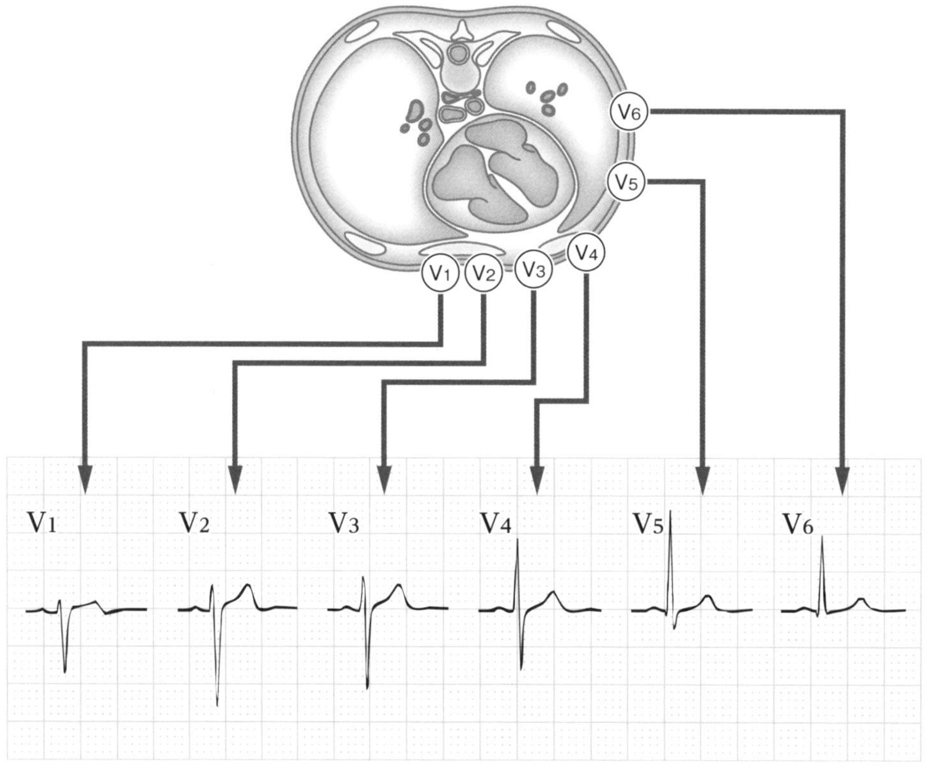

土居 忠文，手にとるようにわかる 心電図入門［改訂版］，p.10，2005，ベクトル・コアより一部改変．

解答

⑩第4　⑪右縁　⑫第4　⑬左縁　⑭V_2誘導　⑮V_4誘導　⑯第5　⑰鎖骨中線　⑱V_4誘導　⑲前腋窩線　⑳V_4誘導　㉑中腋窩線
（⑭⑮は順不同）

右側単極胸部誘導

右側胸部誘導は右胸心など，必要に応じて記録します．誘導に付く小さな「R」は「right＝右」を意味します．

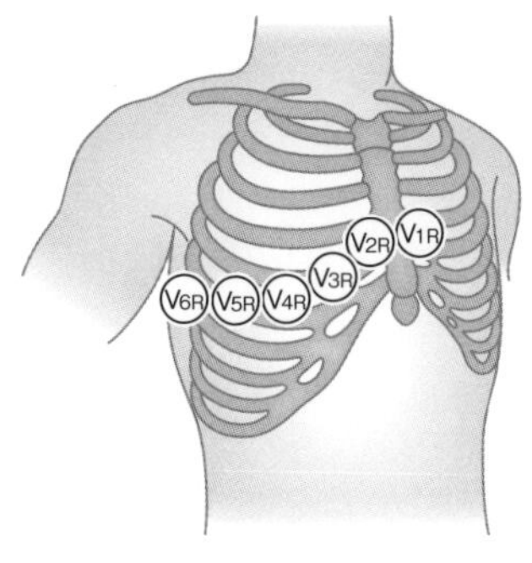

V_{1R}誘導の電極装着位置は第４肋間，胸骨左縁です
V_{2R}誘導の電極装着位置は第４肋間，胸骨右縁です
V_{3R}誘導の電極装着位置はV_{2R}誘導とV_{4R}誘導の中間です
V_{4R}誘導の電極装着位置は第５肋間，右鎖骨中線です
V_{5R}誘導の電極装着位置はV_{4R}誘導の高さ，右前腋窩線です
V_{6R}誘導の電極装着位置はV_{4R}誘導の高さ，右中腋窩線です

双極胸部誘導

モニター心電図やホルター心電図で使用される誘導法についても確認しておきましょう．NASA誘導は，P波が明瞭に観察できるので不整脈の解析に適しています．CM_5誘導とCC_5誘導はQRS波が大きく，STの変化や心室期外収縮を観察するのに適しています．NASA誘導はV_1誘導に近い波形で，CM_5誘導とCC_5誘導はV_5誘導に近い波形になります．

●㉒～㉔の（　）に適切な用語を書きましょう．解答はこのページの下にあります．

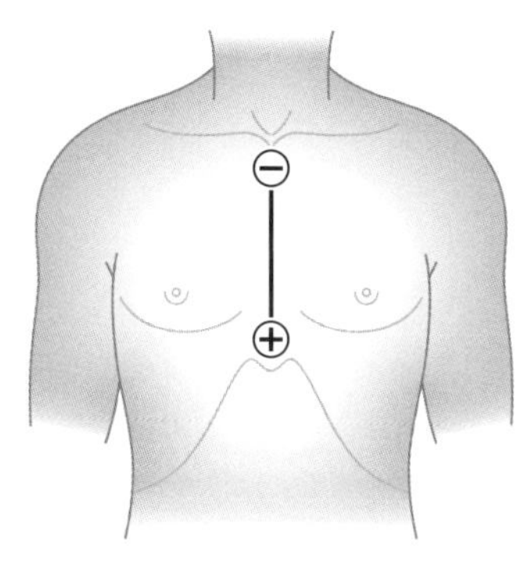

（　　　　　）誘導 ㉒

正電極（⊕）は剣状突起，負電極（⊖）は胸骨柄の位置に装着します．

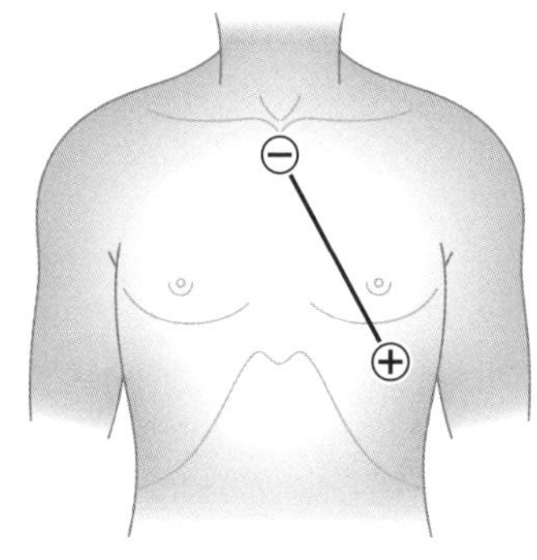

（　　　　　）誘導 ㉓

正電極はV_5誘導の位置，負電極は胸骨柄の位置に装着します．

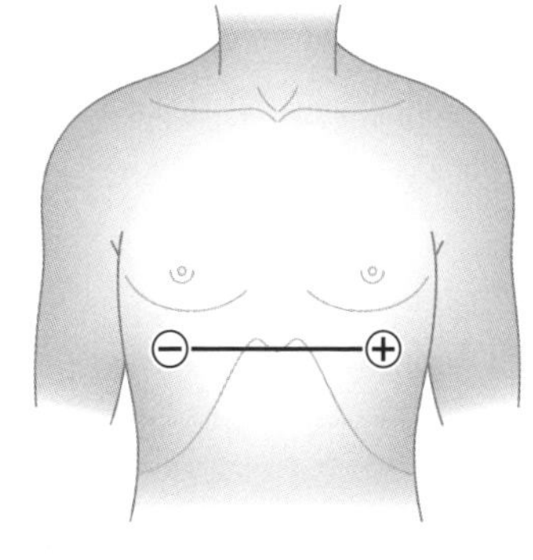

（　　　　　）誘導 ㉔

正電極はV_5誘導の位置，負電極はV_{5R}誘導の位置に装着します．

NASA誘導の波形

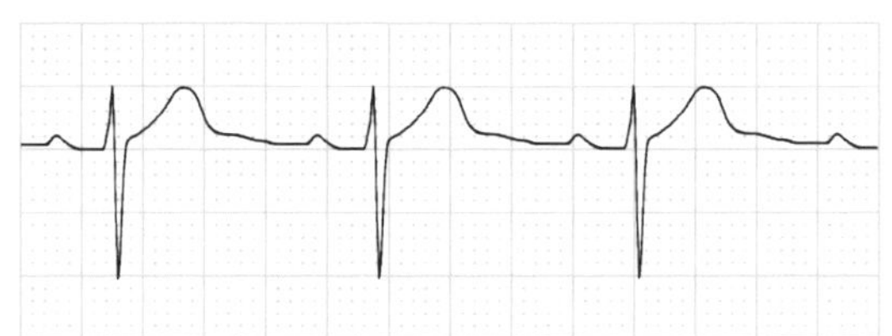

CM_5誘導の波形

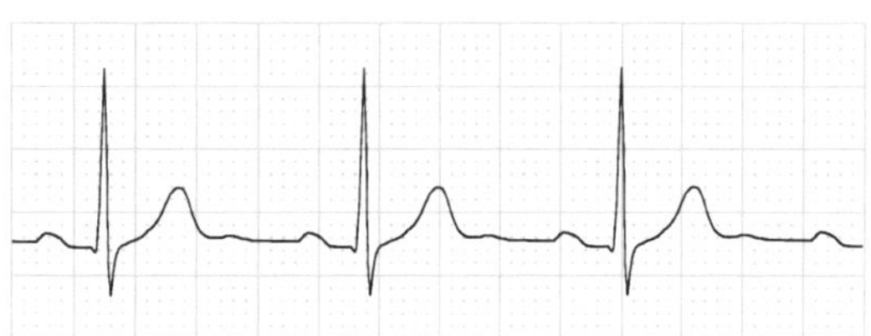

解答

㉒ NASA　㉓ CM_5　㉔ CC_5

ここでひと休み

この用語も覚えておきましょう

収縮と調律
1拍だけ出現したものを収縮，2拍以上連続して出現したものを調律といいます．

洞調律
洞結節から刺激が出ている調律をいいます．

不応期
不応期とは心筋細胞が刺激に反応しない時間をいいます．心筋細胞には，いったん興奮すると，その後一定期間刺激に反応しない性質があります．

鏡像変化
急性心筋梗塞や異型狭心症の際に認める特有の心電図パターンです．急性心筋梗塞では，梗塞部位誘導でST上昇を認めますが，その対側に位置する誘導では鏡像としてST低下を認めます．

リエントリー
発生した刺激が別の場所へ伝わり，そこから再び元の場所に戻る現象をいいます．

ケント束
心房と心室を直接連絡する副伝導路です．

ジェイムス線維
房室結節を迂回して，心房と房室結節を直接連絡する副伝導路です．

デルタ波
QRS波の立ち上がり部分に見られる三角状の波です．心房の興奮がケント束を通って心室筋の一部を早期に興奮させるために生じます．

J波
QRS波とSTの接合部（J点）にある，やや鈍な陽性波をいいます．

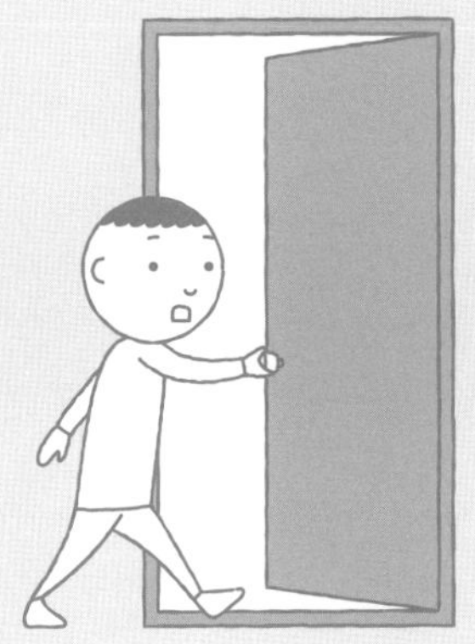

2nd ステップ
不整脈の心電図診断にチャレンジしましょう

さあ，心電図の判読に挑戦してみましょう．
2nd ステップでは，不整脈の心電図を中心に集めました．1誘導のみ掲載しています．
実際の不整脈の判読では，標準12誘導の中からP波が明瞭に観察できる誘導を選びます．
そして，その1つの誘導（例えばII誘導，V_1誘導，V_2誘導など）から
波形の特徴を見て心電図診断を考えます．
問題を見て，パッと心電図診断がひらめくかもしれないし，
頭のなかに「?」がいっぱい出てくるようなら，
波形の下に書いてある問いに答えて，ゆっくり丁寧に考えてみることもできます．

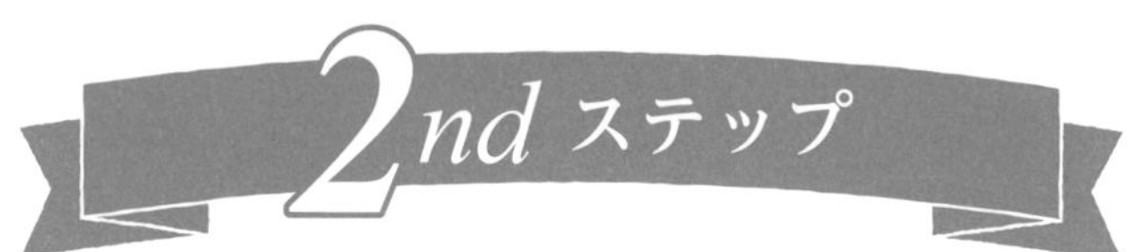

Q1 考えられる心電図診断は？　(　　　　　　　　　　　　)

解答・解説は p.52

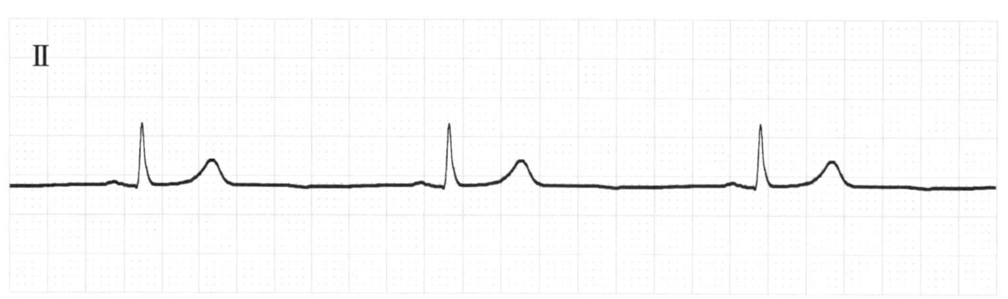

10mm＝1.0mV

●もっと丁寧に波形を見てみましょう．解答はこのページの下にあります．

- QRS波の前にP波を確認できる？　(　　　　　　)❶
- PP間隔，RR間隔は整かな？　不整かな？　(　　　　　　)❷
- RR間隔は何秒かな？　(　　　　　　)❸
- 心拍数は？　(　　　　　　)❹
- QRS幅は正常かな？　幅広いかな？　(　　　　　　)❺

Q2 考えられる心電図診断は？　(　　　　　　　　　　　　)

解答・解説は p.52

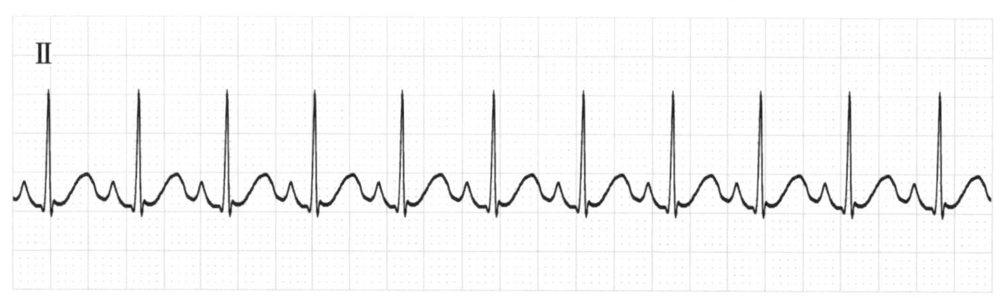

10mm＝1.0mV

●もっと丁寧に波形を見てみましょう．解答はこのページの下にあります．

- QRS波の前にP波を確認できる？　(　　　　　　)❶
- PP間隔，RR間隔は整かな？　不整かな？　(　　　　　　)❷
- RR間隔は何秒かな？　(　　　　　　)❸
- 心拍数は？　(　　　　　　)❹
- QRS幅は正常かな？　幅広いかな？　(　　　　　　)❺

解答

Q1 ❶ 確認できる　❷ PP間隔，RR間隔とも整　❸ 1.64秒　❹ 37/分　❺ 正常

Q2 ❶ 確認できる　❷ PP間隔，RR間隔とも整　❸ 0.46秒　❹ 130/分　❺ 正常

Q3 考えられる心電図診断は？ （　　　　　　　　　　）

解答・解説は p.53

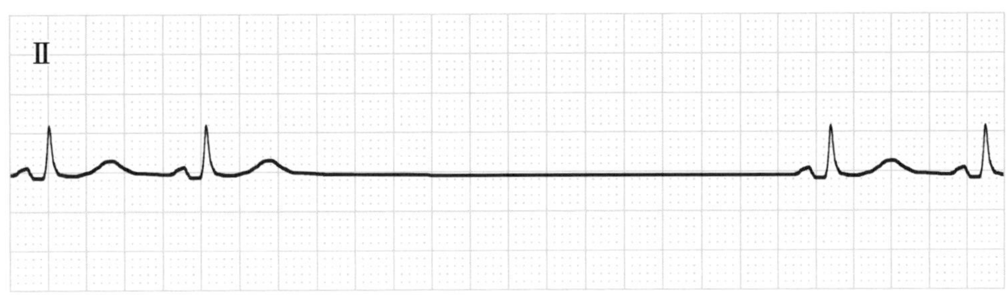

10mm＝1.0mV

●もっと丁寧に波形を見てみましょう．解答はこのページの下にあります．

- QRS波の前にP波を確認できる？ （　　　　　）❶
- 洞調律のPP間隔は何秒かな？ （　　　　　）❷
- もっとも長いPP間隔は何秒かな？ （　　　　　）❸
- もっとも長いPP間隔は洞調律のPP間隔の何倍かな？ （　　　　　）❹

Q4 考えられる心電図診断は？ （　　　　　　　　　　）

解答・解説は p.53

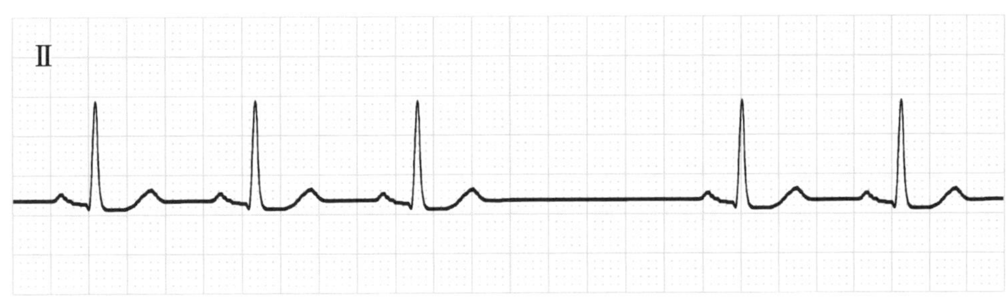

10mm＝1.0mV

●もっと丁寧に波形を見てみましょう．解答はこのページの下にあります．

- QRS波の前にP波を確認できる？ （　　　　　）❶
- 洞調律のPP間隔は何秒かな？ （　　　　　）❷
- もっとも長いPP間隔は何秒かな？ （　　　　　）❸
- もっとも長いPP間隔は洞調律のPP間隔の何倍かな？ （　　　　　）❹

解答

Q3 ❶ 確認できる ❷ 0.84秒 ❸ 3.24秒 ❹ 約3.9倍

Q4 ❶ 確認できる ❷ 0.84秒 ❸ 1.68秒 ❹ 2倍（整数倍）

Q5 考えられる心電図診断は？　(　　　　　　　　　　)

解答・解説は p.54

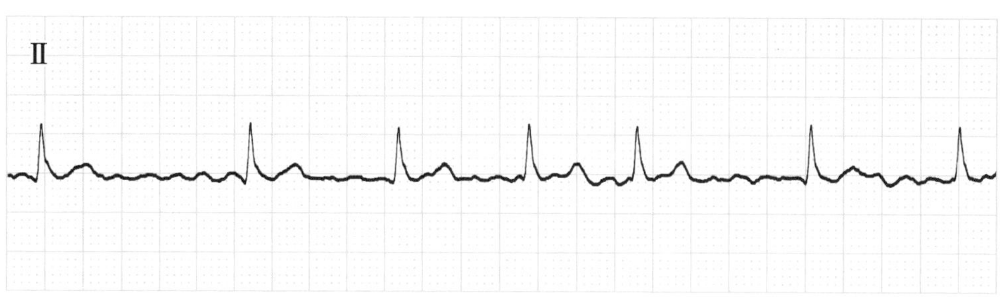

10mm＝1.0mV

●もっと丁寧に波形を見てみましょう．解答はこのページの下にあります．

- QRS波の前にP波を確認できる？　(　　　　　　)❶
- 異常な波形はあるかな？　(　　　　　　)❷
- RR間隔は整かな？　不整かな？　(　　　　　　)❸
- QRS幅は正常かな？　幅広いかな？　(　　　　　　)❹

Q6 考えられる心電図診断は？　(　　　　　　　　　　)

解答・解説は p.54

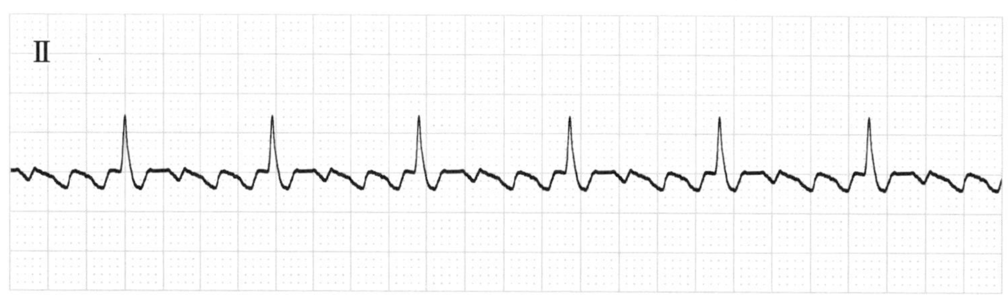

10mm＝1.0mV

●もっと丁寧に波形を見てみましょう．解答はこのページの下にあります．

- QRS波の前にP波を確認できる？　(　　　　　　)❶
- 異常な波形はあるかな？　(　　　　　　)❷
- RR間隔は整かな？　不整かな？　(　　　　　　)❸
- RR間隔は何秒かな？　(　　　　　　)❹
- 心拍数は？　(　　　　　　)❺

解答

Q5 ❶確認できない ❷ある（f波） ❸不整 ❹正常

Q6 ❶確認できない ❷ある（F波） ❸整 ❹0.78秒 ❺77/分

Q7 考えられる心電図診断は？　（　　　　　　　　　　　　）

解答・解説は p.55

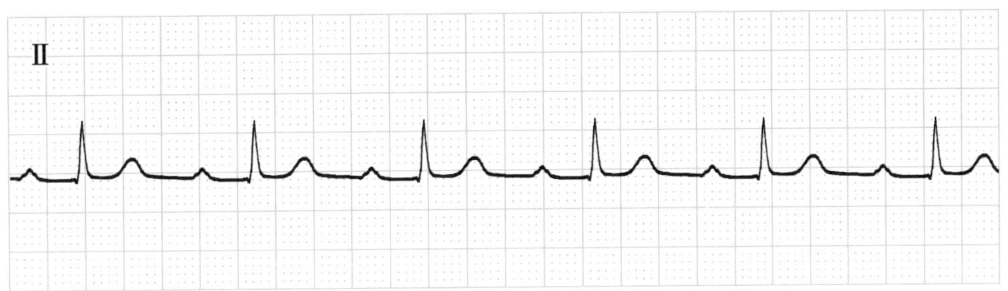

10mm＝1.0mV

●もっと丁寧に波形を見てみましょう．解答はこのページの下にあります．

- QRS波の前にP波を確認できる？　（　　　　　　）❶
- PP間隔，RR間隔は整かな？　不整かな？　（　　　　　　）❷
- 心拍数は？　（　　　　　　）❸
- PQ間隔は何秒かな？　（　　　　　　）❹
- PQ間隔は正常かな？　異常かな？　（　　　　　　）❺

Q8 考えられる心電図診断は？　（　　　　　　　　　　　　）

解答・解説は p.55

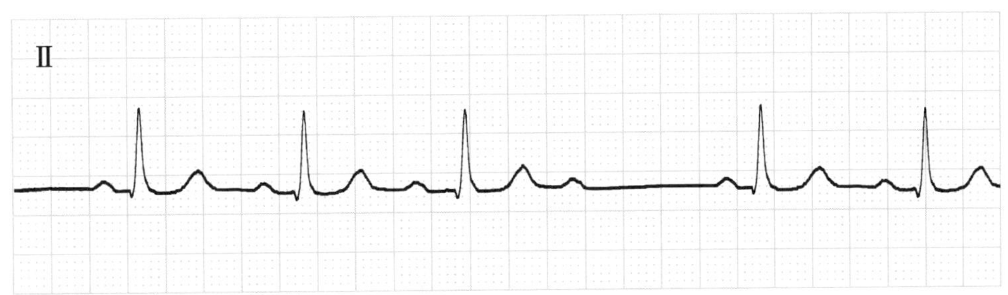

10mm＝1.0mV

●もっと丁寧に波形を見てみましょう．解答はこのページの下にあります．

- QRS波の前にP波を確認できる？　（　　　　　　）❶
- PP間隔は整かな？　不整かな？　（　　　　　　）❷
- PQ間隔は一定かな？　変化しているかな？　（　　　　　　）❸
- QRS波の脱落はあるかな？　（　　　　　　）❹
- QRS幅は正常かな？　幅広いかな？　（　　　　　　）❺

解答

Q7 ❶ 確認できる　❷ PP間隔，RR間隔とも整　❸ 68/分　❹ 0.28秒　❺ 異常（延長している）

Q8 ❶ 確認できる　❷ 整　❸ 変化している（1心拍ごとに延長している）　❹ ある（4拍目）　❺ 正常

Q9 考えられる心電図診断は？ (　　　　　　　　　　　　)

解答・解説は p.56

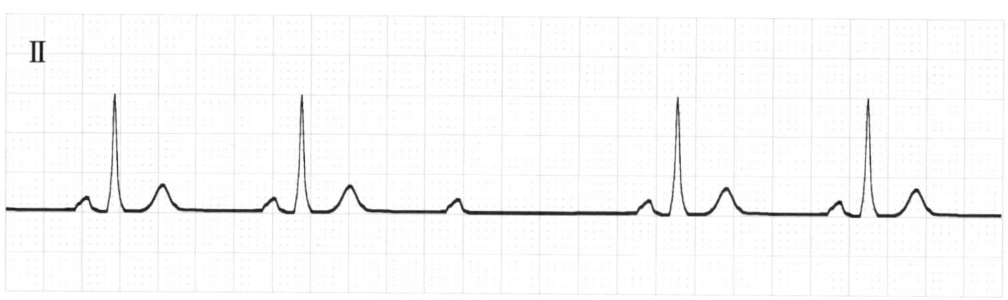

10mm＝1.0mV

●もっと丁寧に波形を見てみましょう. 解答はこのページの下にあります.

- QRS波の前にP波を確認できる？ (　　　　　　) ❶
- PP間隔は整かな？　不整かな？ (　　　　　　) ❷
- PQ間隔は一定かな？　変化しているかな？ (　　　　　　) ❸
- QRS波の脱落はあるかな？ (　　　　　　) ❹
- QRS幅は正常かな？　幅広いかな？ (　　　　　　) ❺

Q10 考えられる心電図診断は？ (　　　　　　　　　　　　)

解答・解説は p.56

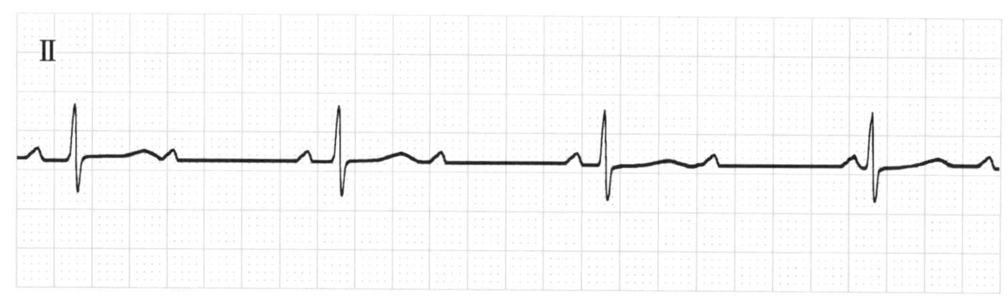

10mm＝1.0mV

●もっと丁寧に波形を見てみましょう. 解答はこのページの下にあります.

- PP間隔, RR間隔は整かな？　不整かな？ (　　　　　　) ❶
- PP間隔は何秒かな？ (　　　　　　) ❷
- RR間隔は何秒かな？ (　　　　　　) ❸
- PQ間隔は一定かな？　変化しているかな？ (　　　　　　) ❹
- P波とQRS波に関連はあるかな？ (　　　　　　) ❺

解答

Q9 ❶ 確認できる　❷ 整　❸ 一定　❹ ある（3拍目）　❺ 正常

Q10 ❶ PP間隔, RR間隔とも整　❷ 0.72秒　❸ 1.40秒　❹ 変化している（不規則）　❺ ない（無関係）

Q11 考えられる心電図診断は？ （　　　　　　　　　　）

解答・解説は p.58

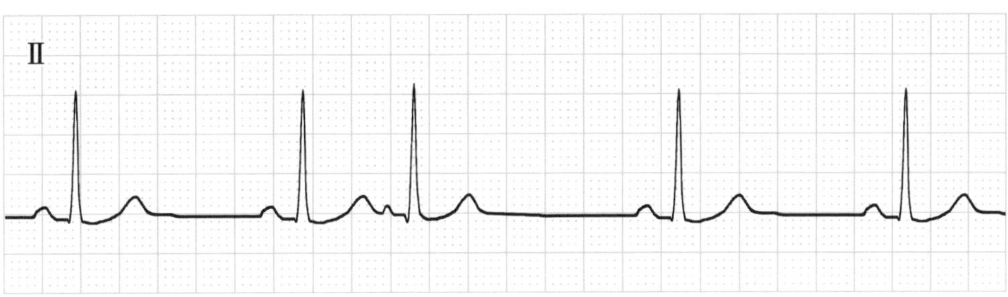

土居 忠文, 心電図勉強法 超初心者のための心電図講習会テキスト, p.61, 2008, 幸千回.

10mm＝1.0mV

●もっと丁寧に波形を見てみましょう. 解答はこのページの下にあります.

- PP間隔, RR間隔は整かな？　不整かな？　（　　　　）❶
- 洞調律でないQRS波は何拍目かな？　（　　　　）❷
- 洞調律でないQRS波の前にP波はあるかな？　（　　　　）❸
- 洞調律でないP波の形に変化はあるかな？　（　　　　）❹
- 洞調律でないQRS幅は正常かな？　幅広いかな？　（　　　　）❺

Q12 考えられる心電図診断は？ （　　　　　　　　　　）

解答・解説は p.58

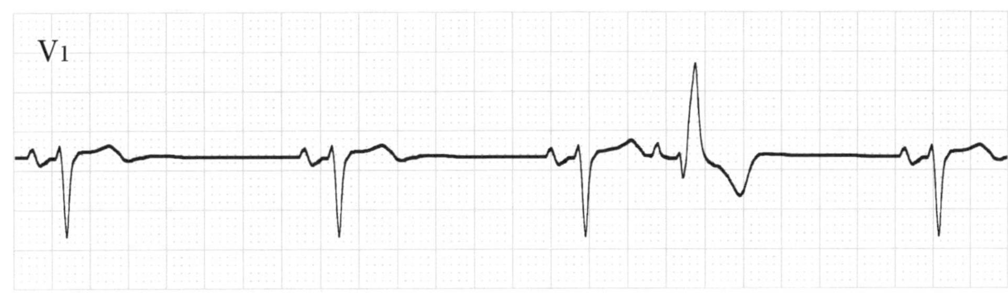

10mm＝1.0mV

●もっと丁寧に波形を見てみましょう. 解答はこのページの下にあります.

- PP間隔, RR間隔は整かな？　不整かな？　（　　　　）❶
- 洞調律でないQRS波は何拍目かな？　（　　　　）❷
- 洞調律でないQRS波の前にP波はあるかな？　（　　　　）❸
- 洞調律でないP波の形に変化はあるかな？　（　　　　）❹
- 洞調律でないQRS幅は正常かな？　幅広いかな？　（　　　　）❺

解答

Q11 ❶ PP間隔, RR間隔とも不整　❷ 3拍目　❸ ある　❹ ある（洞調律のP波に比べ小さい）　❺ 正常

Q12 ❶ PP間隔, RR間隔とも不整　❷ 4拍目　❸ ある　❹ ある（洞調律のP波に比べ小さい）　❺ 幅広い（rsR'型）

Q13 考えられる心電図診断は？　(　　　　　　　　　　)

解答・解説は p.59

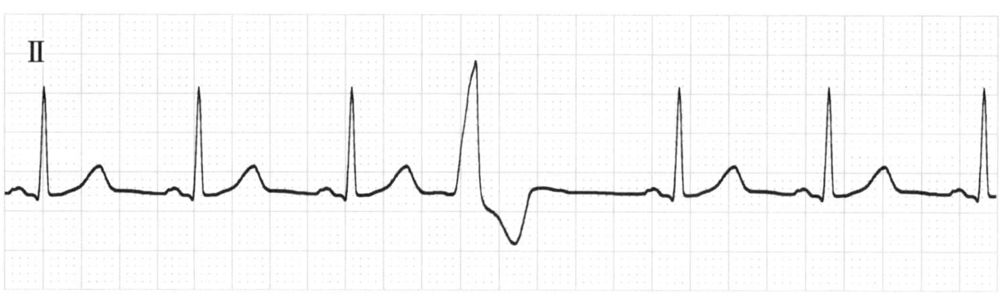

●もっと丁寧に波形を見てみましょう．解答はこのページの下にあります．

- PP間隔，RR間隔は整かな？　不整かな？　(　　　　　)❶
- 洞調律でないQRS波は何拍目かな？　(　　　　　)❷
- 洞調律でないQRS幅は正常かな？　幅広いかな？　(　　　　　)❸
- 洞調律でないQRS波の前にP波はあるかな？　(　　　　　)❹
- 洞調律でないQRS波の発生のタイミングは？　(　　　　　)❺

Q14 考えられる心電図診断は？　(　　　　　　　　　　)

解答・解説は p.60

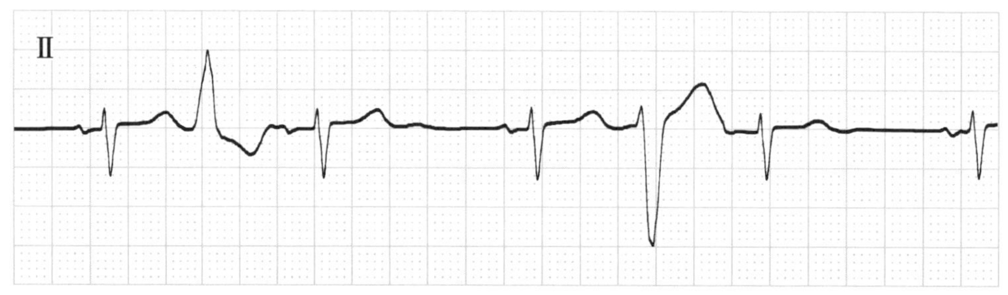

●もっと丁寧に波形を見てみましょう．解答はこのページの下にあります．

- PP間隔，RR間隔は整かな？　不整かな？　(　　　　　)❶
- 洞調律でないQRS波が2つあるよ．何拍目かな？　(　　　　　)❷
- 洞調律でない2つのQRS波の形は同じかな？　(　　　　　)❸
- 洞調律でないQRS波の前にP波はあるかな？　(　　　　　)❹
- 洞調律でないQRS波の発生のタイミングは？　(　　　　　)❺

解答

Q13 ❶ PP間隔，RR間隔とも不整　❷ 4拍目　❸ 幅広い　❹ ない　❺ 早い

Q14 ❶ PP間隔，RR間隔とも不整　❷ 2拍目と5拍目　❸ 違う　❹ ない　❺ 早い

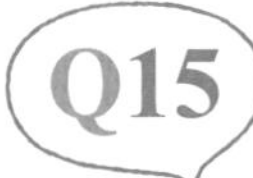

Q15 考えられる心電図診断は？（　　　　　　　　　　）

解答・解説は p.61

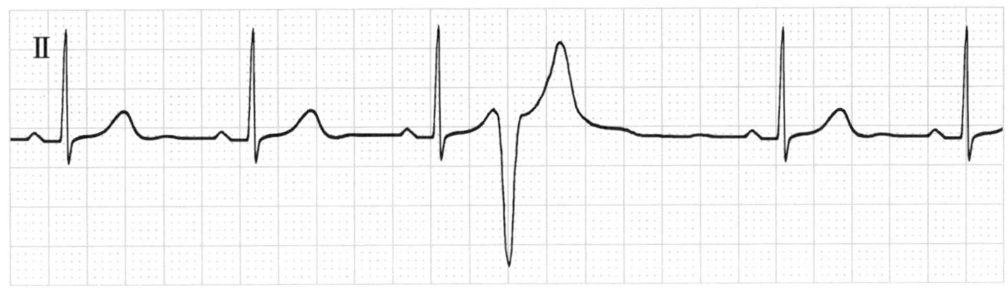

土居 忠文, 心電図勉強法 超初心者のための心電図講習会テキスト, p.75, 2008, 幸千回.

10mm＝1.0mV

●もっと丁寧に波形を見てみましょう. 解答はこのページの下にあります.

- PP間隔, RR間隔は整かな？　不整かな？（　　　　　　）❶
- 洞調律でないQRS波は何拍目かな？（　　　　　　）❷
- 洞調律でないQRS幅は正常かな？　幅広いかな？（　　　　　　）❸
- 洞調律でないQRS波の前にP波はあるかな？（　　　　　　）❹
- 洞調律でないQRS波の位置はどこかな？（　　　　　　）❺

Q16 考えられる心電図診断は？（　　　　　　　　　　）

解答・解説は p.62

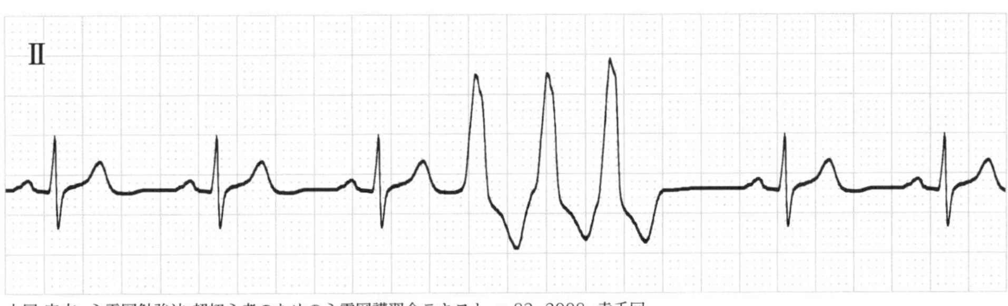

土居 忠文, 心電図勉強法 超初心者のための心電図講習会テキスト, p.83, 2008, 幸千回.

10mm＝1.0mV

●もっと丁寧に波形を見てみましょう. 解答はこのページの下にあります.

- PP間隔, RR間隔は整かな？　不整かな？（　　　　　　）❶
- 洞調律でないQRS波が3つあるよ. 何拍目かな？（　　　　　　）❷
- 洞調律でないQRS幅は正常かな？　幅広いかな？（　　　　　　）❸
- 洞調律でないQRS波の前にP波はあるかな？（　　　　　　）❹
- 洞調律でないQRS波の発生のタイミングは？（　　　　　　）❺

解答

Q15 ❶ PP間隔, RR間隔とも不整　❷ 4拍目　❸ 幅広い　❹ ない　❺ T波の上に乗っている

Q16 ❶ PP間隔, RR間隔とも不整　❷ 4拍目と5拍目と6拍目　❸ 幅広い　❹ ない　❺ 早い

Q17 考えられる心電図診断は？ (　　　　　　　　)

解答・解説は p.64

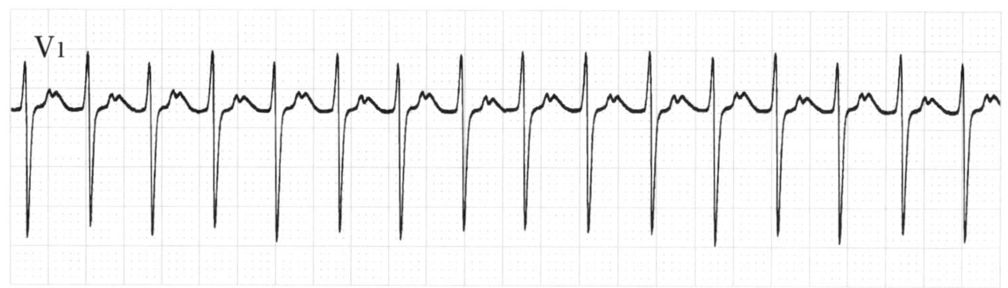

土居 忠文, 心電図勉強法 超初心者のための心電図講習会テキスト, p.109, 2008, 幸千回.

10mm＝1.0mV

●もっと丁寧に波形を見てみましょう. 解答はこのページの下にあります.

- RR間隔は何秒かな？ (　　　　　　) ❶
- 心拍数は？ (　　　　　　) ❷
- どこにP波を確認できる？ (　　　　　　) ❸
- QRS幅は正常かな？　幅広いかな？ (　　　　　　) ❹

Q18 考えられる心電図診断は？ (　　　　　　　　)

解答・解説は p.64

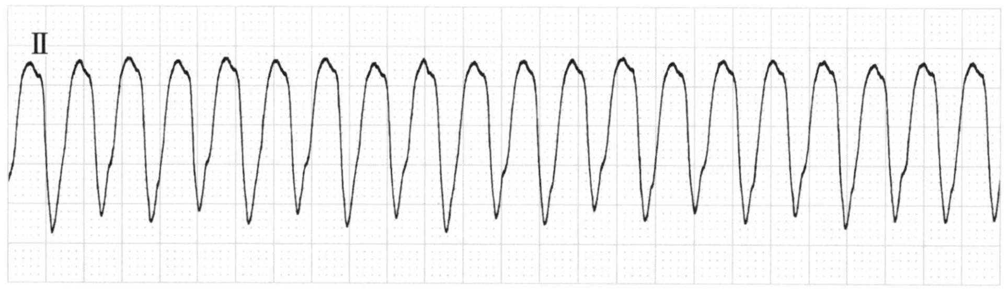

10mm＝1.0mV

●もっと丁寧に波形を見てみましょう. 解答はこのページの下にあります.

- QRS波の前にP波を確認できる？ (　　　　　　) ❶
- RR間隔は何秒かな？ (　　　　　　) ❷
- 心拍数は？ (　　　　　　) ❸
- QRS幅は正常かな？　幅広いかな？ (　　　　　　) ❹

解答

Q17 ❶ 0.32秒 ❷ 188/分 ❸ ST部分 ❹ 正常

Q18 ❶ 確認できない ❷ 0.26秒 ❸ 230/分 ❹ 幅広い

Q19 考えられる心電図診断は？　(　　　　　　　　　　　　)

解答・解説は p.65

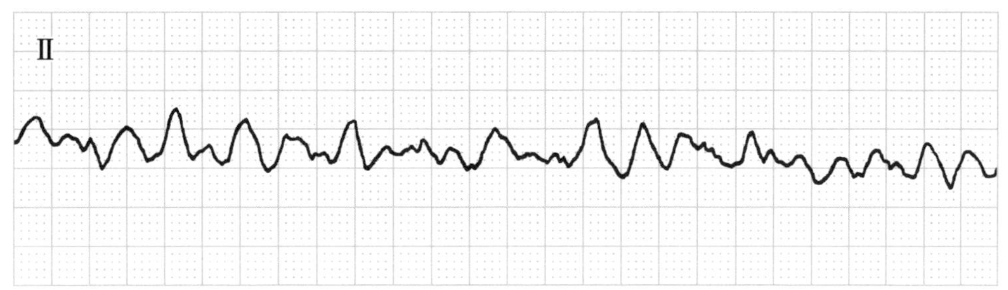

10mm＝1.0mV

●もっと丁寧に波形を見てみましょう．解答はこのページの下にあります．

- P波は確認できるかな？　(　　　　　　　)❶
- QRS波は確認できるかな？　(　　　　　　　)❷
- T波は確認できるかな？　(　　　　　　　)❸

Q20 考えられる心電図診断は？　(　　　　　　　　　　　　)

解答・解説は p.66

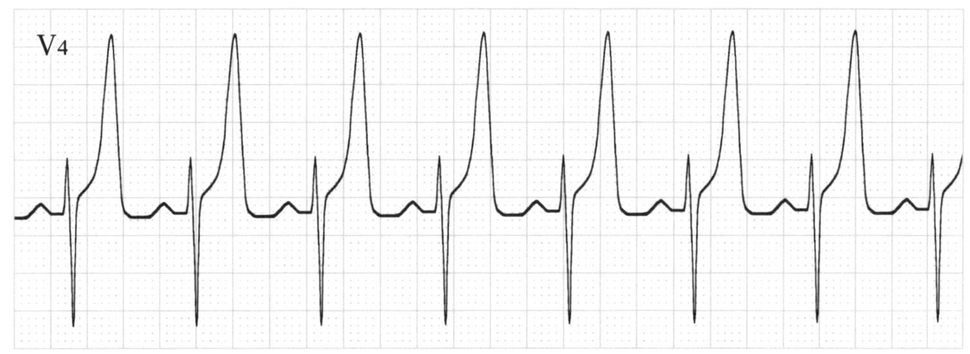

10mm＝1.0mV

●もっと丁寧に波形を見てみましょう．解答はこのページの下にあります．

- PP間隔，RR間隔は整かな？　不整かな？　(　　　　　　　)❶
- RR間隔は何秒かな？　(　　　　　　　)❷
- 心拍数は？　(　　　　　　　)❸
- T波に異常はあるかな？　(　　　　　　　)❹
- ST部分に異常はあるかな？　(　　　　　　　)❺

解答

Q19 ❶ 確認できない　❷ 確認できない　❸ 確認できない

Q20 ❶ PP間隔，RR間隔とも整　❷ 0.68秒　❸ 88/分　❹ ある（増高と尖鋭化（テント状T波））　❺ ある（ST上昇）

Q21 考えられる心電図診断は？　(　　　　　　　　　　)

解答・解説は p.67

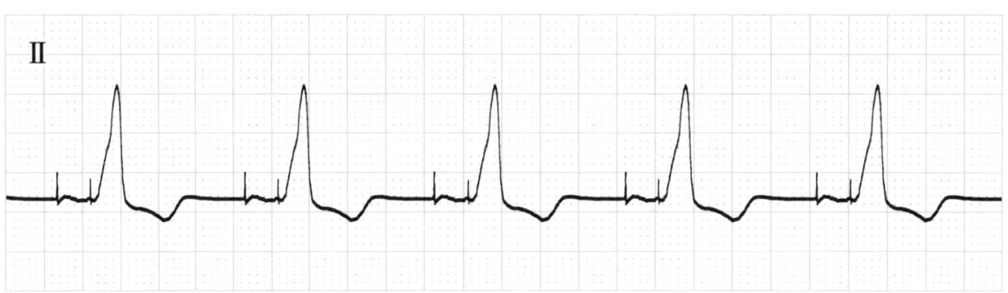

10mm＝1.0mV

●もっと丁寧に波形を見てみましょう．解答はこのページの下にあります．

- PP間隔，RR間隔は整かな？　不整かな？　(　　　　　　) ❶
- RR間隔は何秒かな？　(　　　　　　) ❷
- 心拍数は？　(　　　　　　) ❸
- 異常な波形はあるかな？　(　　　　　　) ❹

解答

Q21 ❶ PP間隔，RR間隔とも整　❷ 1.0秒　❸ 60/分
❹ ある（スパイク波）

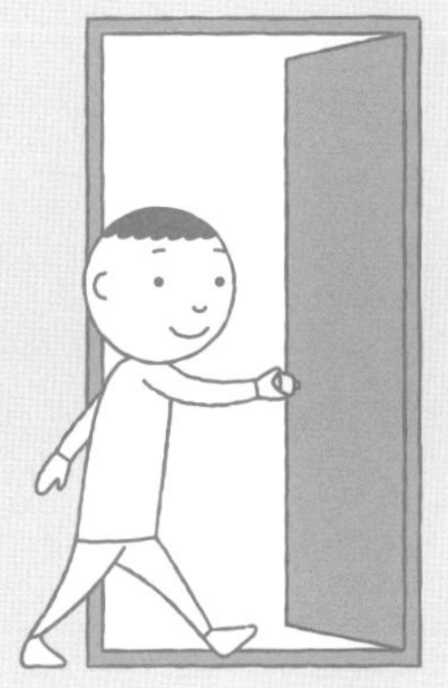

3rdステップ

波形異常の心電図診断にチャレンジしましょう

3rd ステップでは，波形異常の心電図を集めました．
標準12誘導を見て，5つの選択肢の中から心電図診断を考えます．
ただし12誘導のすべてに異常な波形が記録されるわけではありません．
異常を認める誘導に注目して判読しましょう．
問題は少し難しいかもしれないですが，腕試しのつもりで解いてみてください．

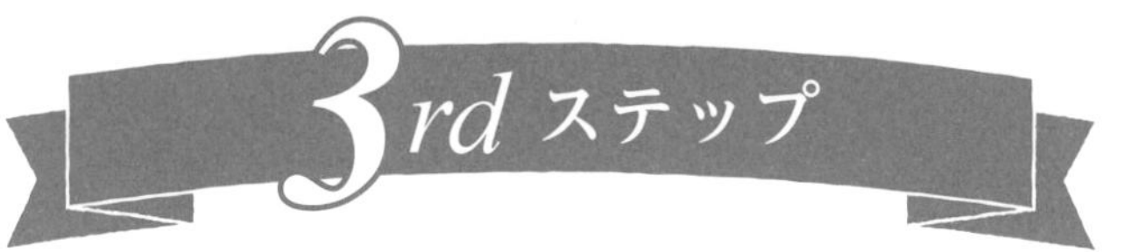

Q1 考えられる心電図診断は？ （　　　　　　　　　　）

1. WPW症候群　　2. 完全左脚ブロック　　3. 左室肥大
4. 完全右脚ブロック　　5. 急性心筋梗塞

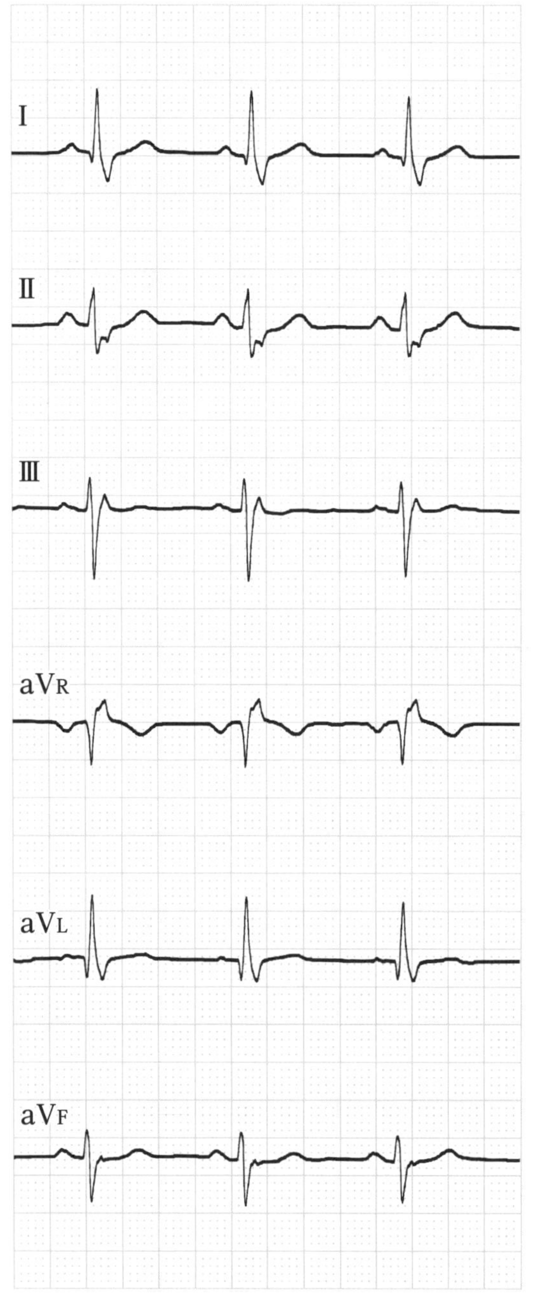

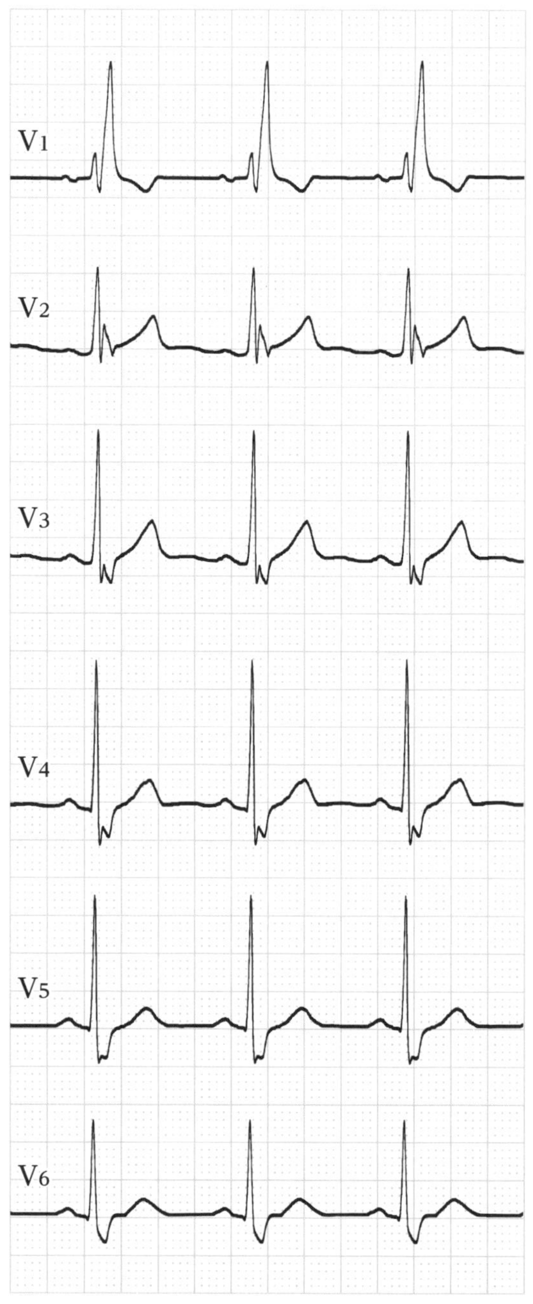

10mm＝1.0mV

解答・解説は p.69

Q2 考えられる心電図診断は？　(　　　　　　　　　　　　　　)

1. 急性心筋梗塞　　2. 左室肥大　　3. 完全左脚ブロック
4. 完全右脚ブロック　　5. WPW症候群

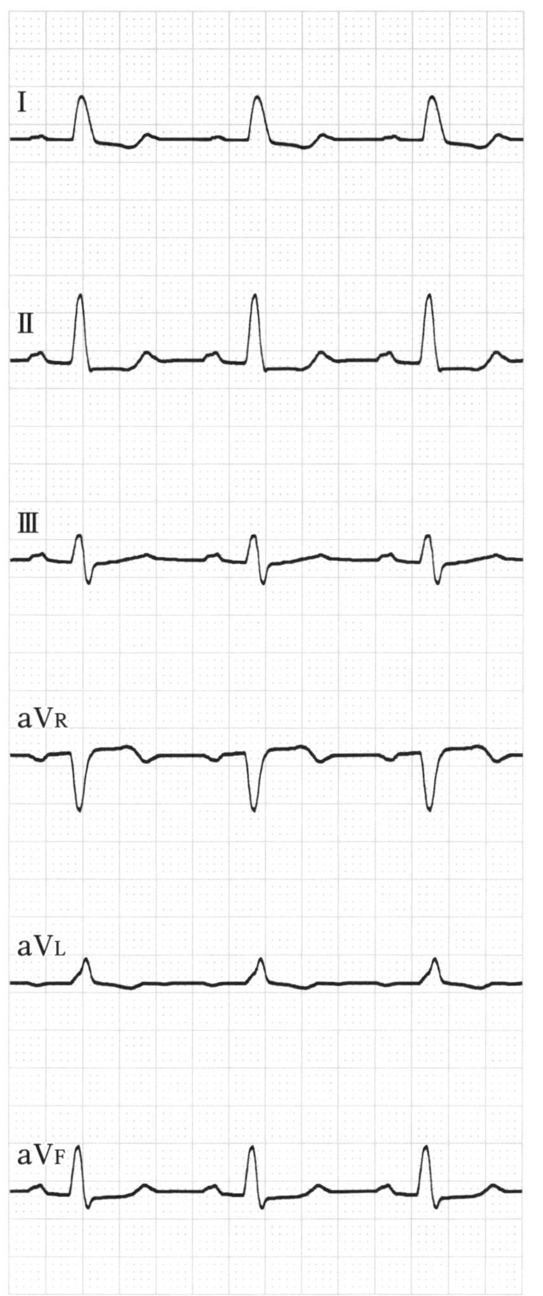

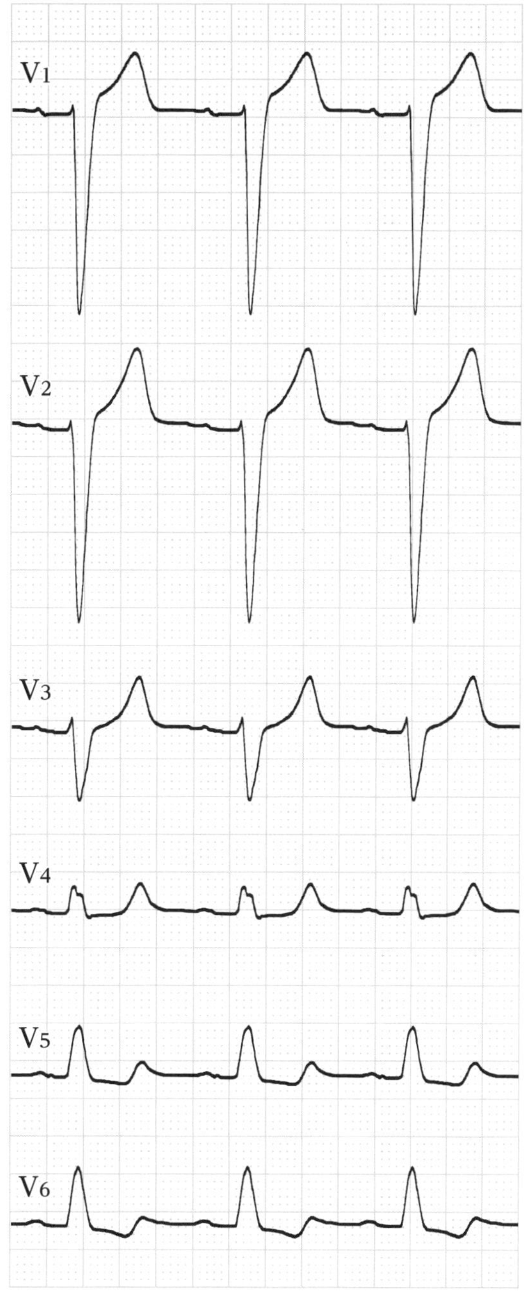

10mm = 1.0mV

解答・解説は p.70

Q3 考えられる心電図診断は？　(　　　　　　　　　　　　)

1. WPW症候群　2. LGL症候群　3. 不完全右脚ブロック
4. 右室肥大　5. 正常心電図

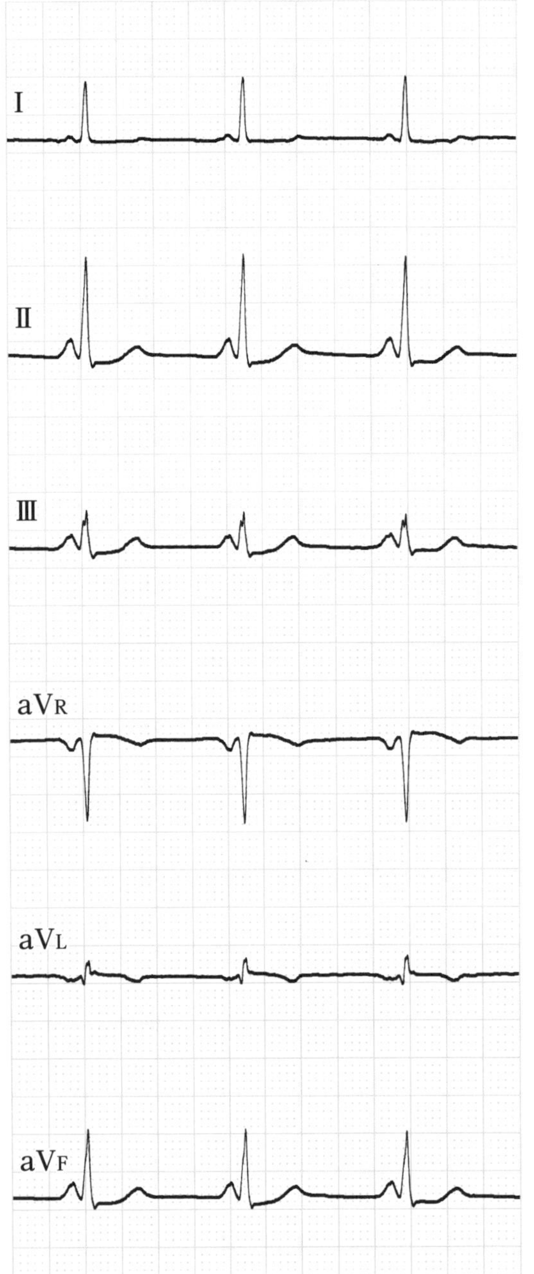

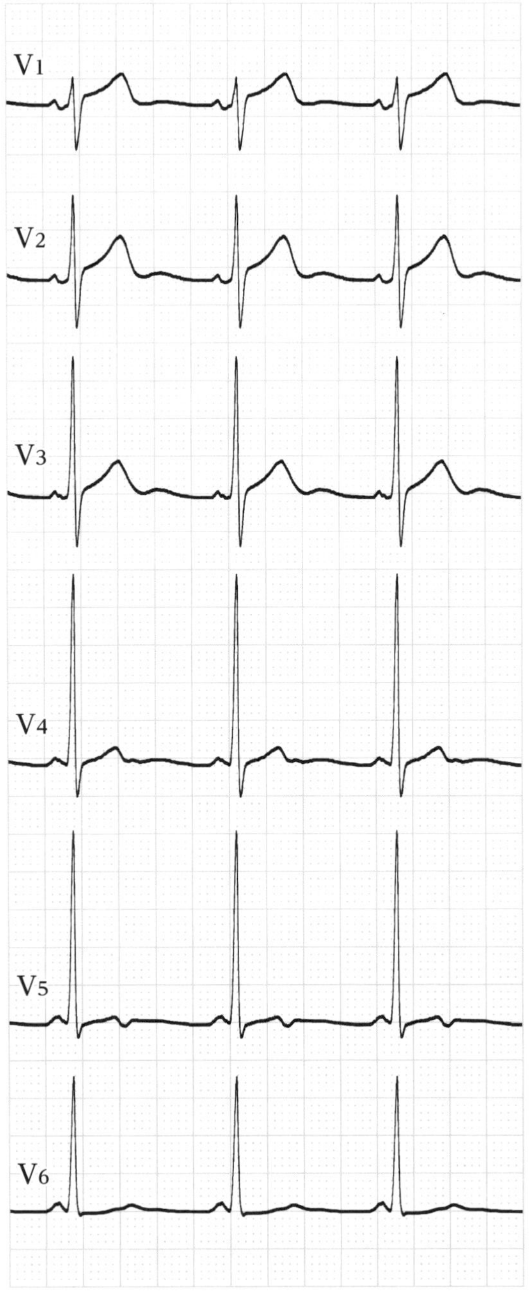

10mm＝1.0mV

Q4 考えられる心電図診断は？ （　　　　　　　　　　　　）

1. 不完全右脚ブロック　2. 右室肥大　3. 正常心電図
4. LGL症候群　5. WPW症候群

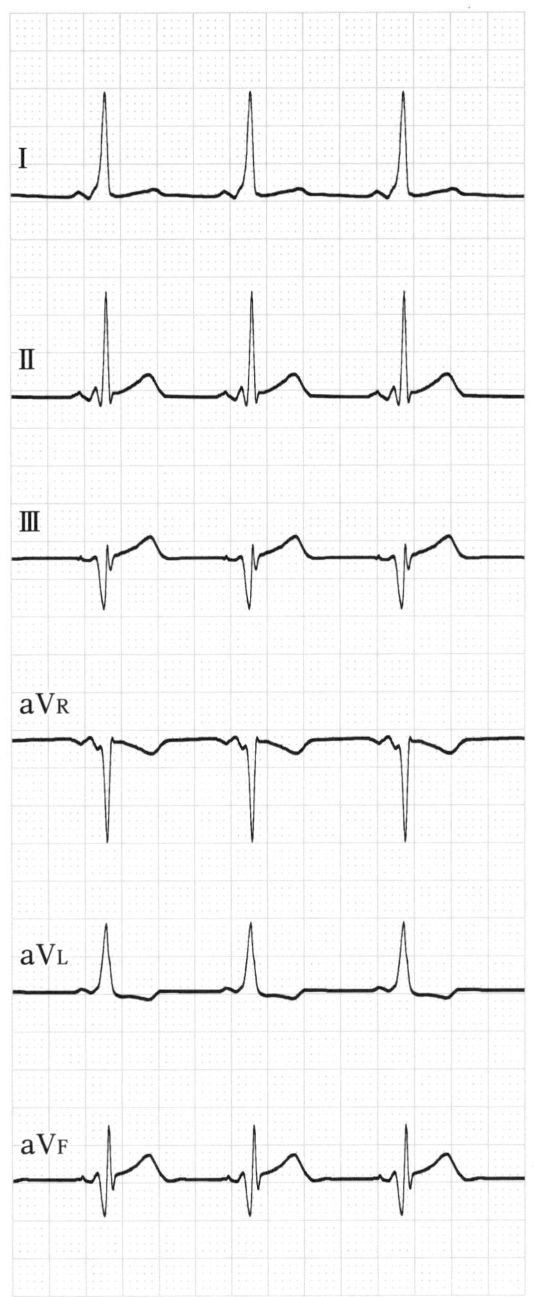

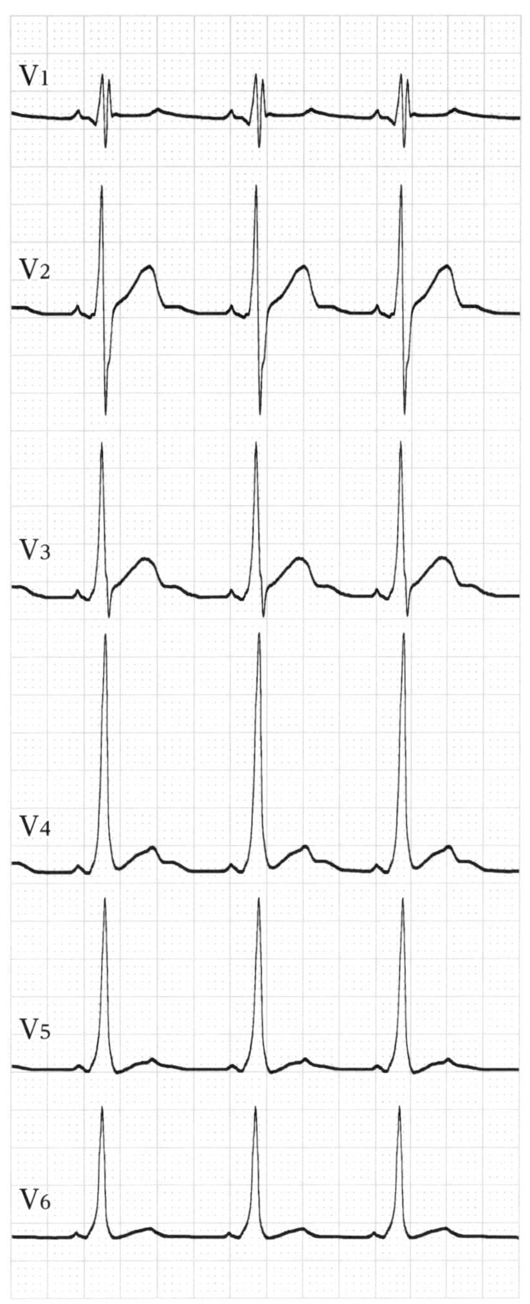

10mm＝1.0mV

解答・解説は p.72

Q5 考えられる心電図診断は？　(　　　　　　　　　　　　　)

1. 狭心症　　2. 急性心筋梗塞　　3. WPW 症候群
4. 右室肥大　　5. 急性心膜炎

運動後の心電図

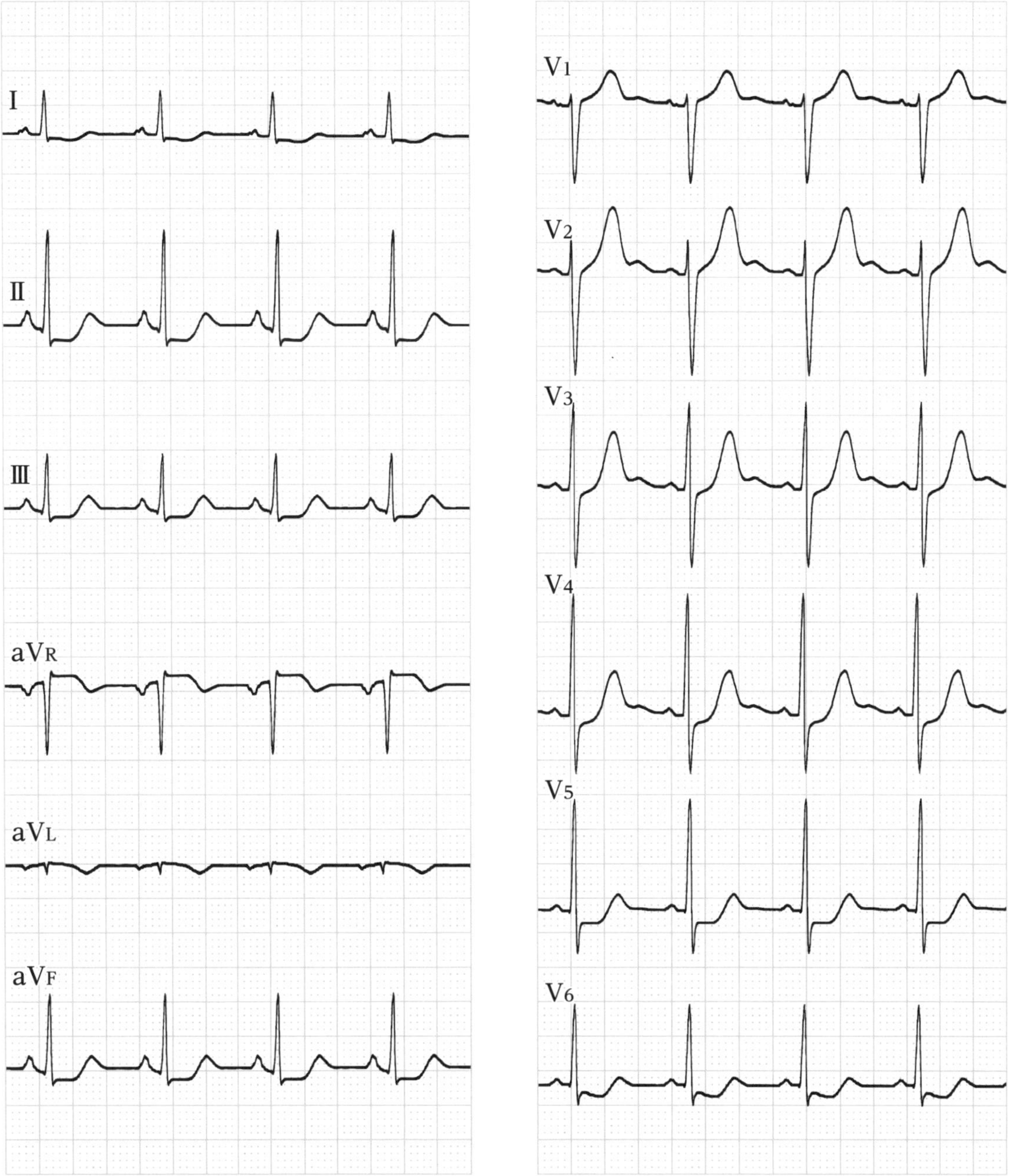

I
II
III
aVR
aVL
aVF
V1
V2
V3
V4
V5
V6

土居 忠文, 心電図勉強法 超初心者のための心電図講習会テキスト, p.150-151, 2008, 幸千回.

10mm = 1.0mV

解答・解説は p.73

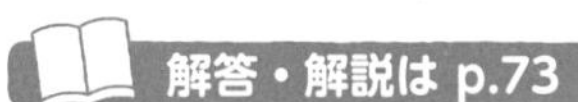

Q6 考えられる心電図診断は？　(　　　　　　　　　　)

1. 完全右脚ブロック　2. 完全左脚ブロック　3. 異型狭心症
4. 左室肥大　5. 右室肥大

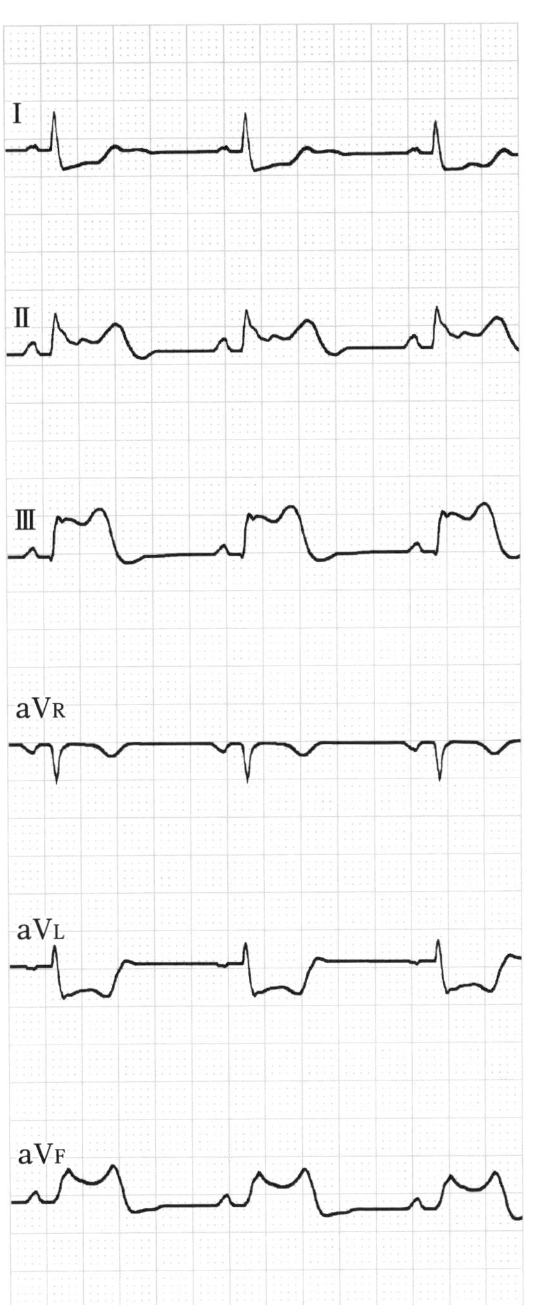

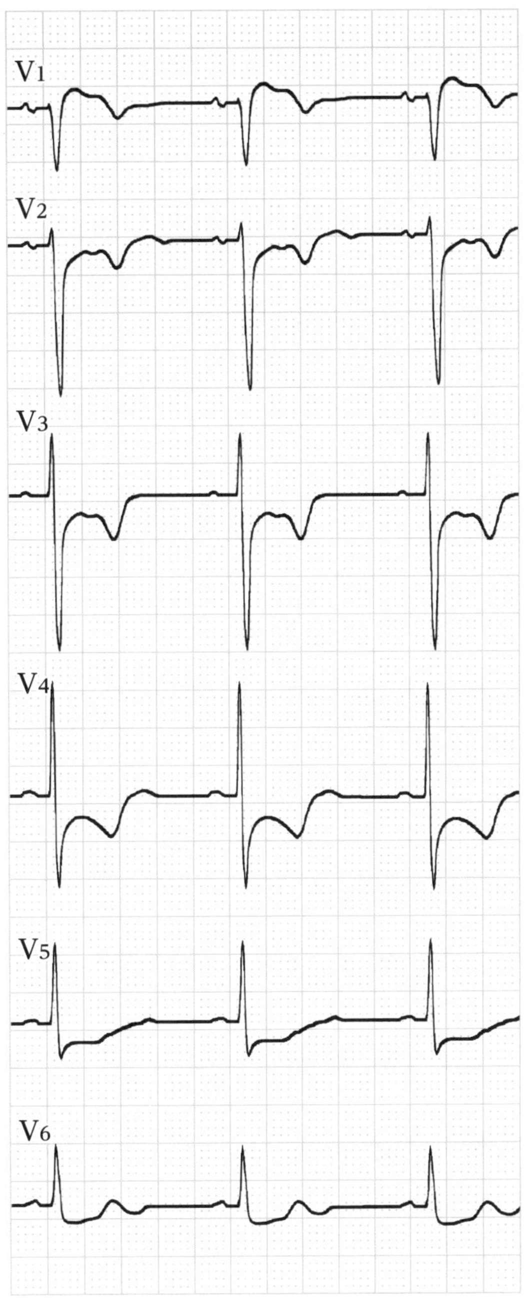

10mm = 1.0mV

解答・解説は p.73

考えられる心電図診断は？　(　　　　　　　　　　　　　)

1. 左室肥大　2. 右室肥大　3. WPW症候群
4. 急性心筋梗塞　5. 完全右脚ブロック

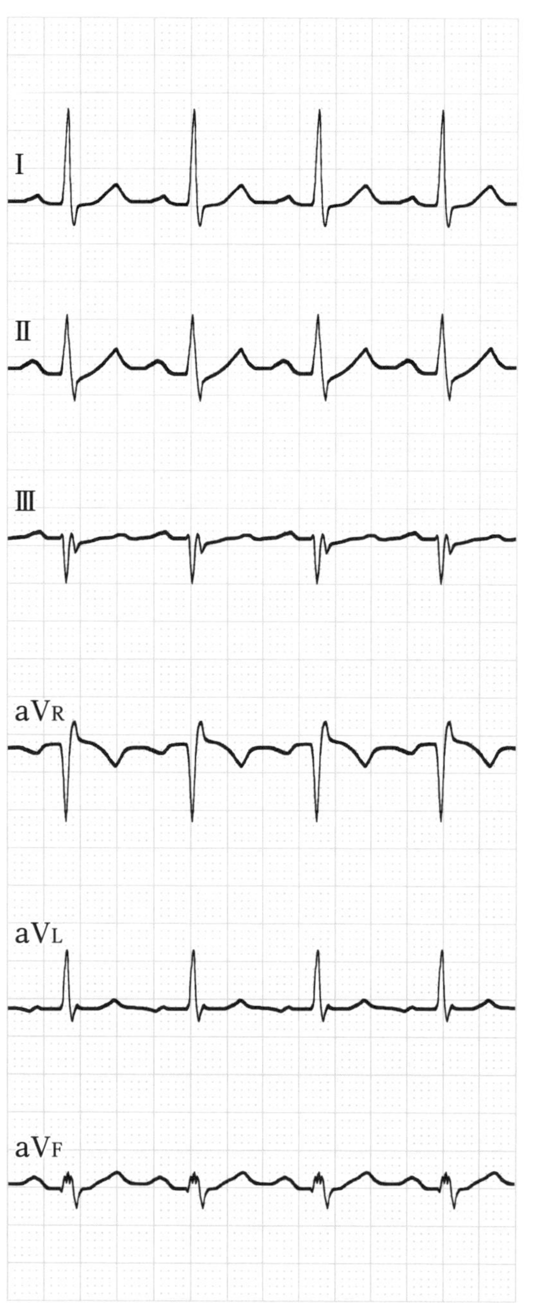

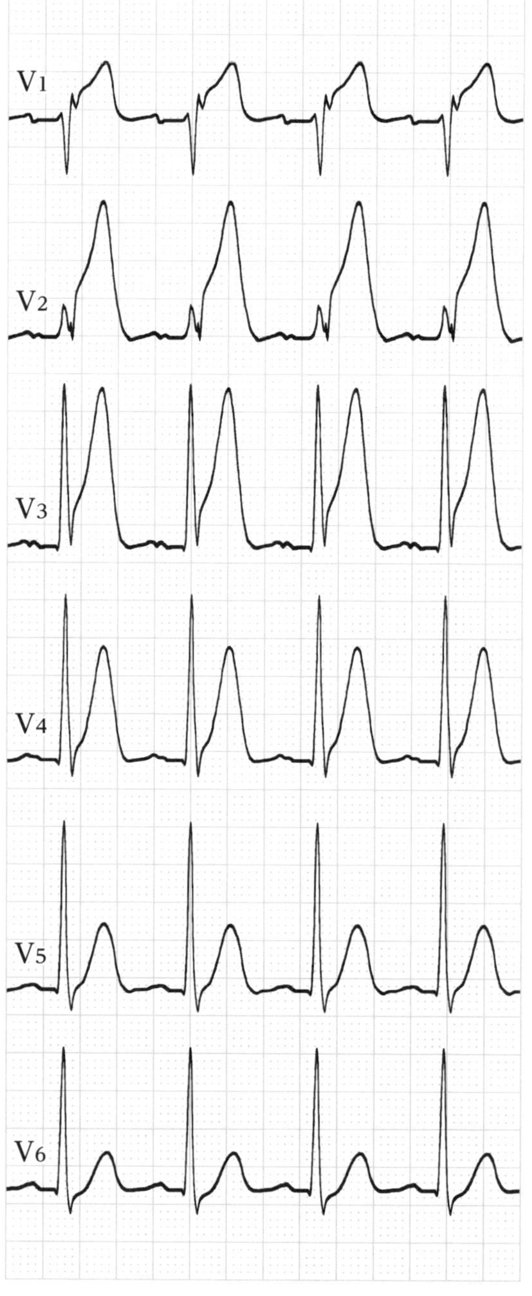

10mm＝1.0mV

解答・解説は p.75

Q8 考えられる心電図診断は？ （　　　　　　　　　　）

1. 陳旧性心筋梗塞　2. 狭心症　3. WPW症候群
4. 左室肥大　5. 右室肥大

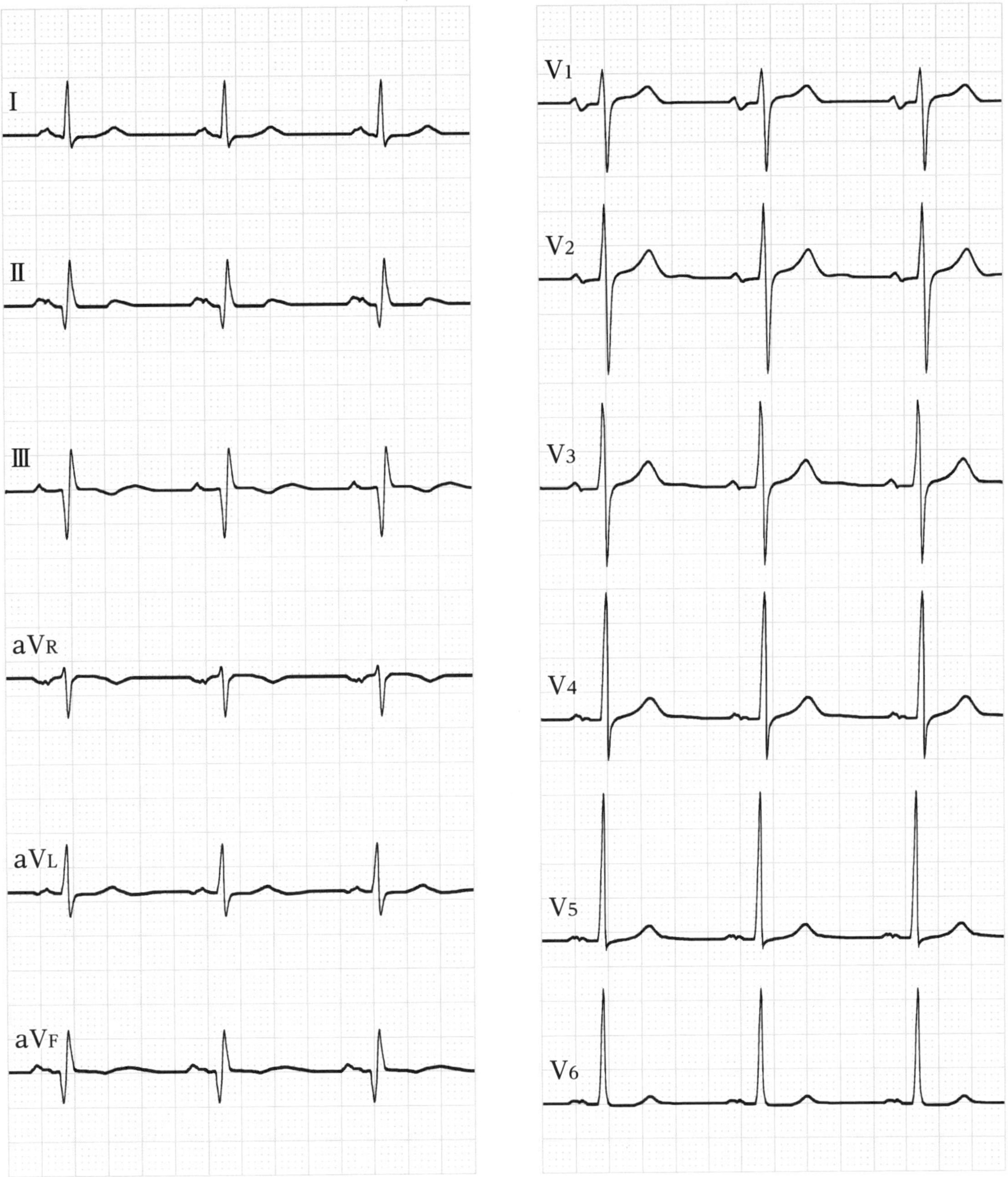

土居 忠文, 心電図勉強法 超初心者のための心電図講習会テキスト, p.164-165, 2008, 幸千回.

10mm＝1.0mV

解答・解説は p.76

考えられる心電図診断は？　(　　　　　　　　　　　)

1. 完全右脚ブロック　　2. 完全左脚ブロック　　3. 急性心膜炎
4. 狭心症　　5. WPW 症候群

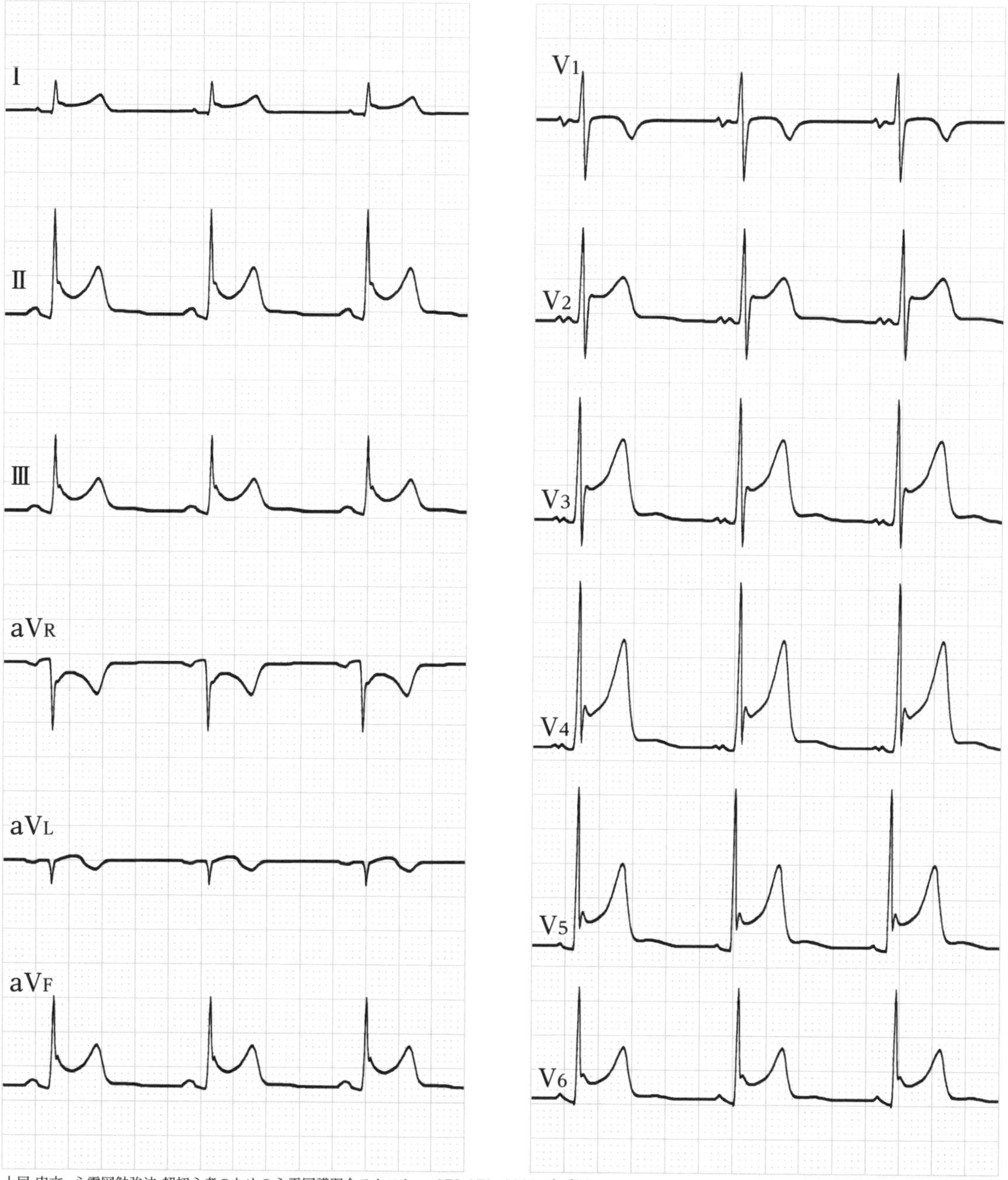

I　II　III　aVR　aVL　aVF

V1　V2　V3　V4　V5　V6

土居 忠文, 心電図勉強法 超初心者のための心電図講習会テキスト, p.170-171, 2008, 幸千回.

10mm = 1.0mV

解答・解説は p.78

Q10 考えられる心電図診断は？（　　　　　　　　　　）

1. WPW症候群　2. ブルガダ症候群　3. 左室肥大
4. 急性心膜炎　5. 急性心筋梗塞

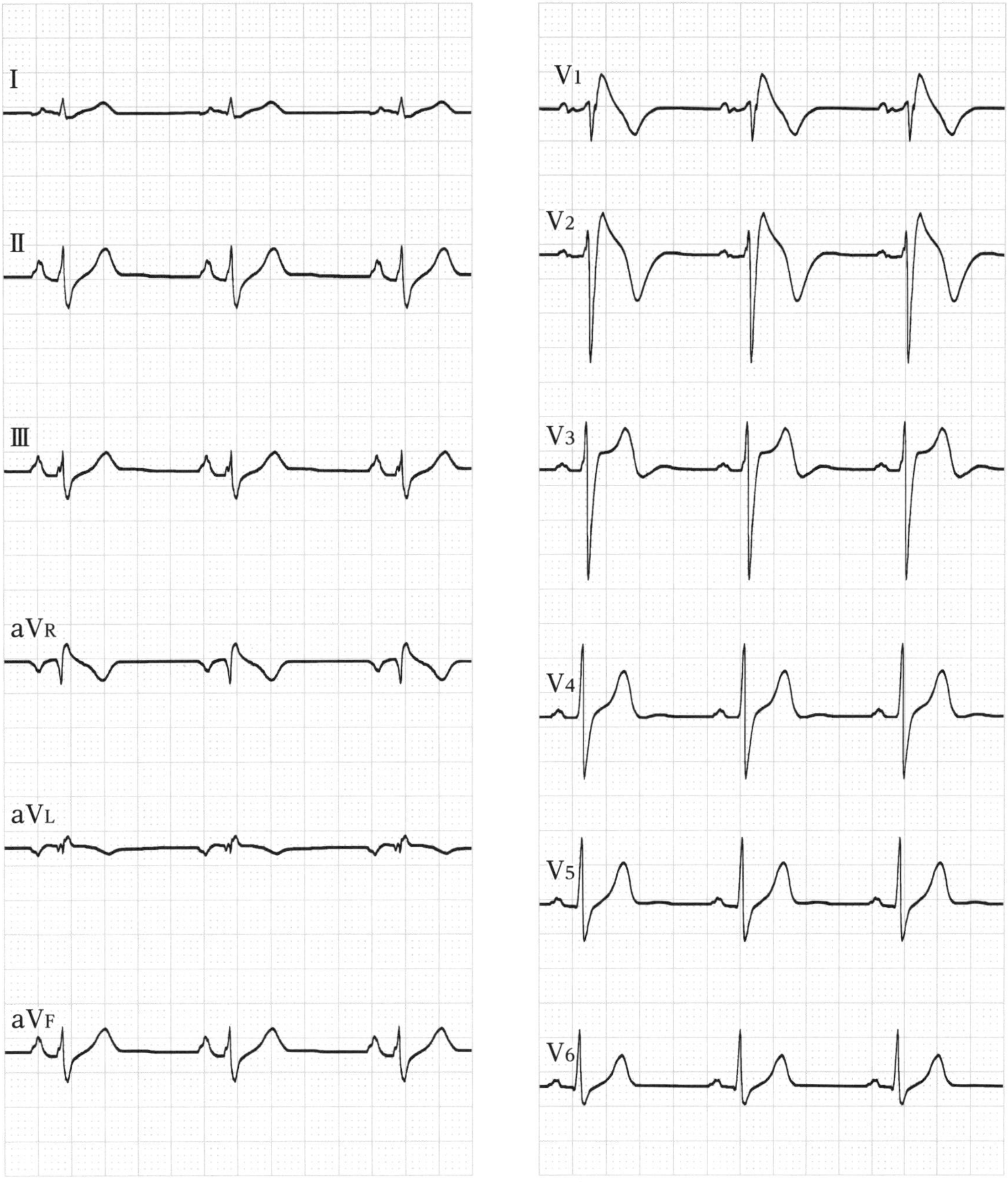

土居 忠文, 心電図勉強法 超初心者のための心電図講習会テキスト, p.148-149, 2008, 幸千回.

10mm＝1.0mV

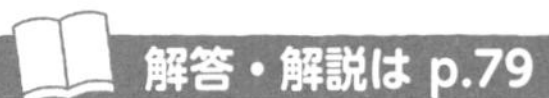
解答・解説は p.79

Q11 考えられる心電図診断は？ (　　　　　　　　　　)

1. 右房肥大　2. 左房肥大　3. LGL症候群
4. 正常心電図　5. 不完全右脚ブロック

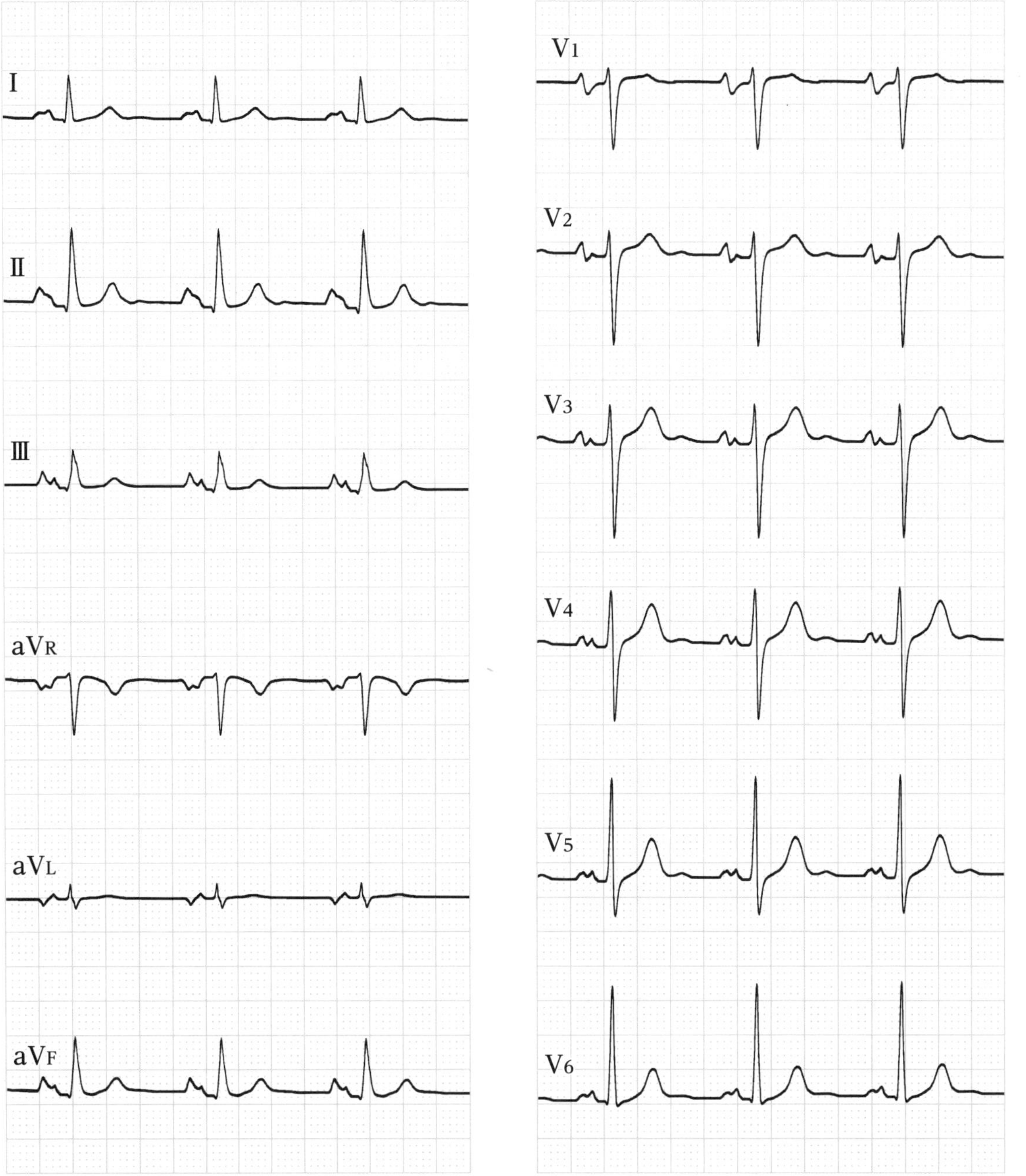

I
Ⅱ
Ⅲ
aVR
aVL
aVF
V1
V2
V3
V4
V5
V6

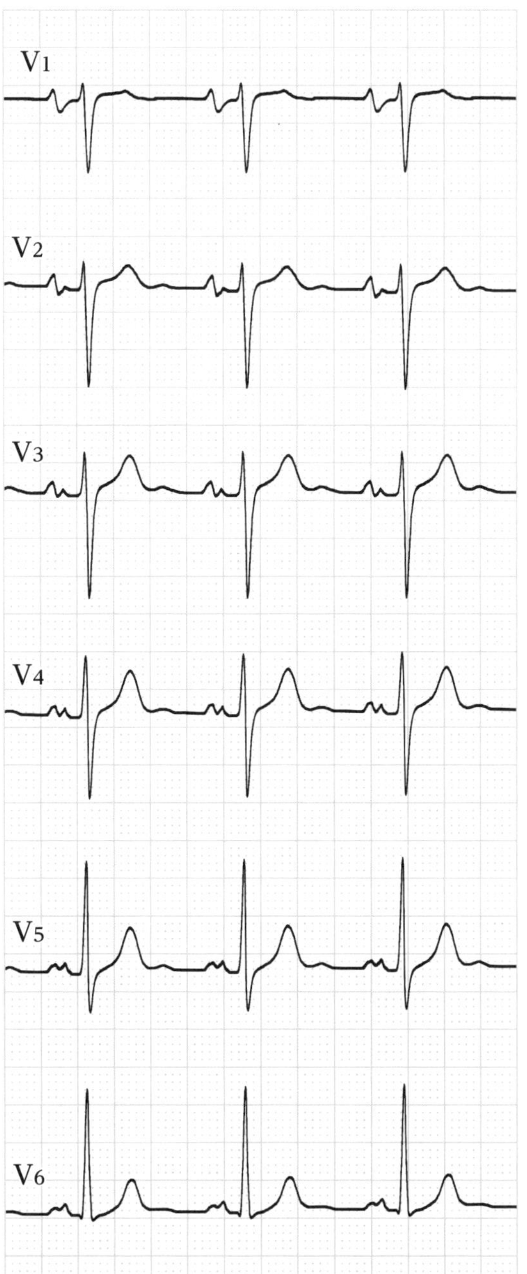

土居 忠文, 心電図勉強法 超初心者のための心電図講習会テキスト, p.136-137, 2008, 幸千回.

10mm＝1.0mV

解答・解説は p.80

Q12 考えられる心電図診断は？ (　　　　　　　　　　)

※解答は2つあります

1. 左房肥大　2. 右房肥大　3. 右室肥大
4. 左室肥大　5. LGL症候群

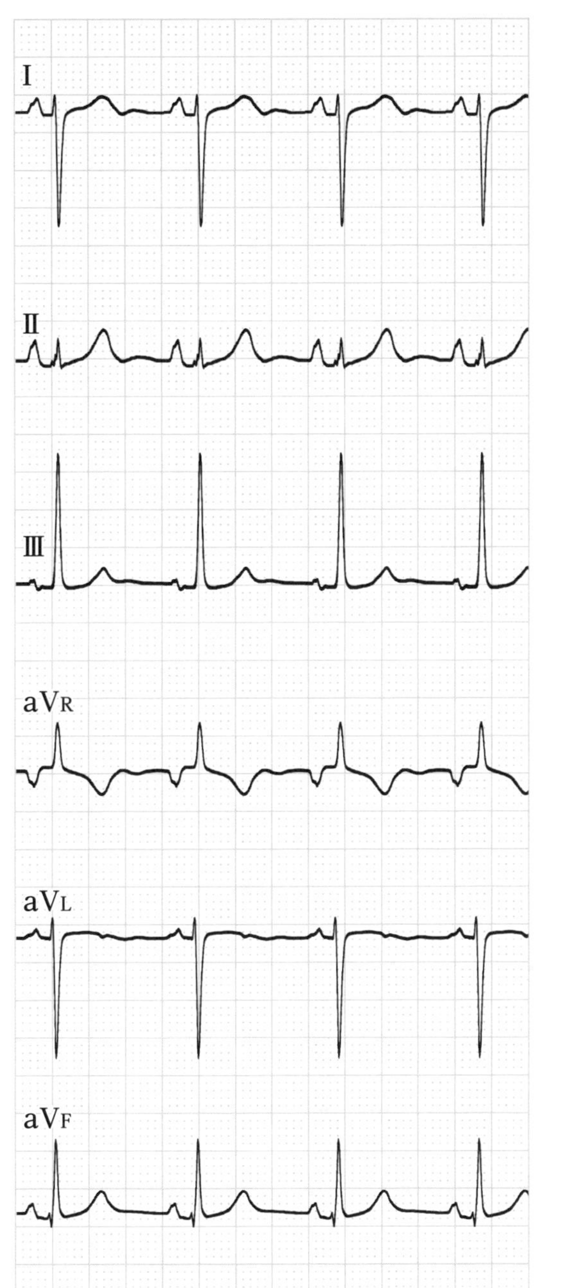

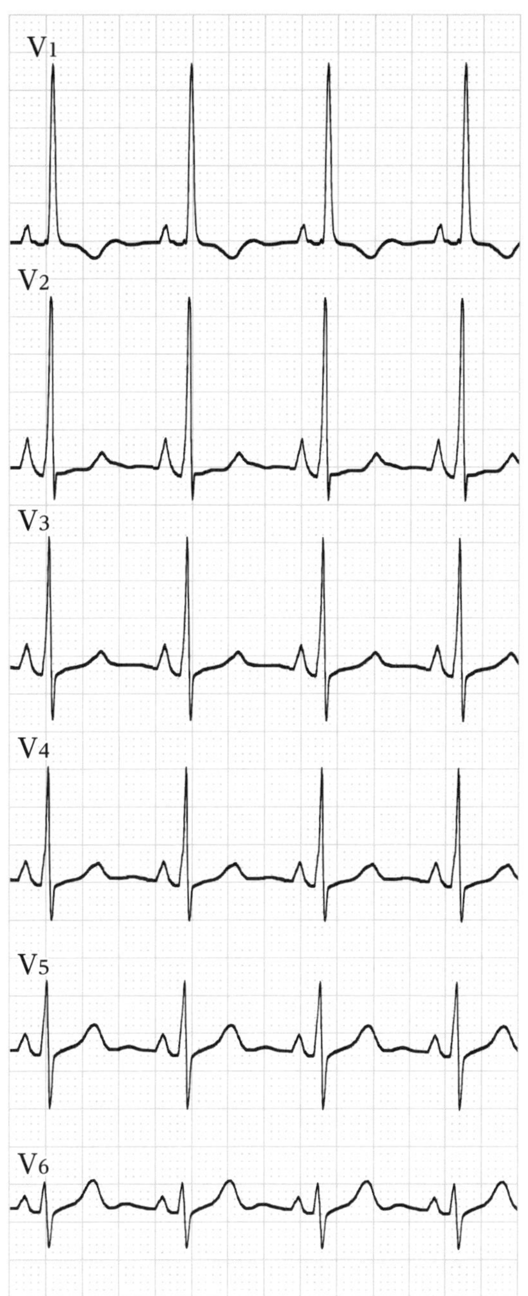

土居 忠文, 心電図勉強法 超初心者のための心電図講習会テキスト, p.138-139, 2008, 幸千回.

10mm＝1.0mV

解答・解説は p.80

Q13

考えられる心電図診断は？ (   )

1. 急性心筋梗塞　2. 異型狭心症　3. LGL症候群
4. 左室肥大　5. 右室肥大

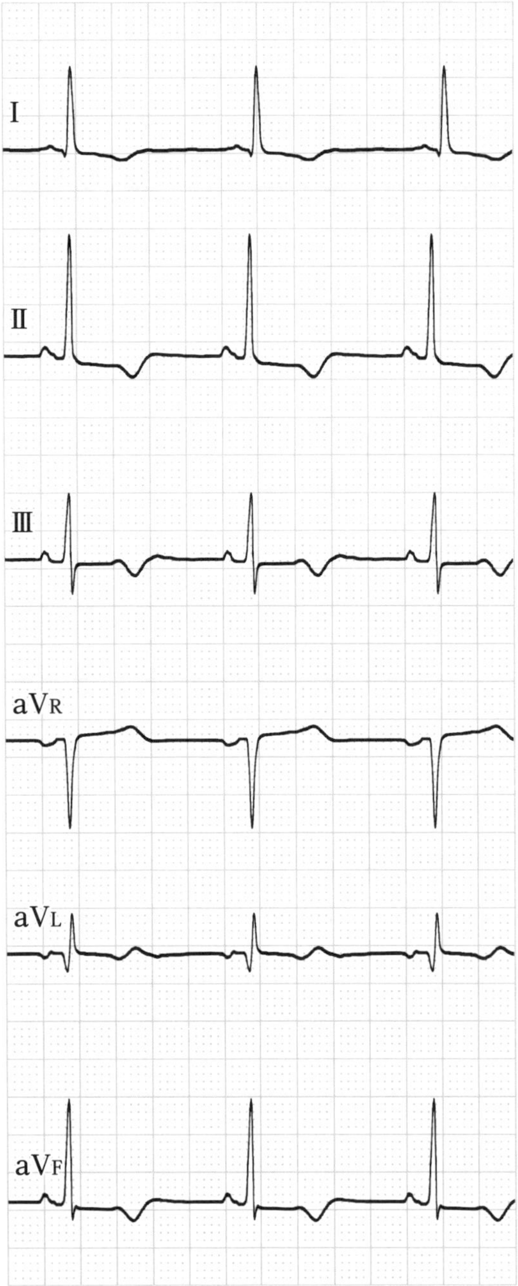

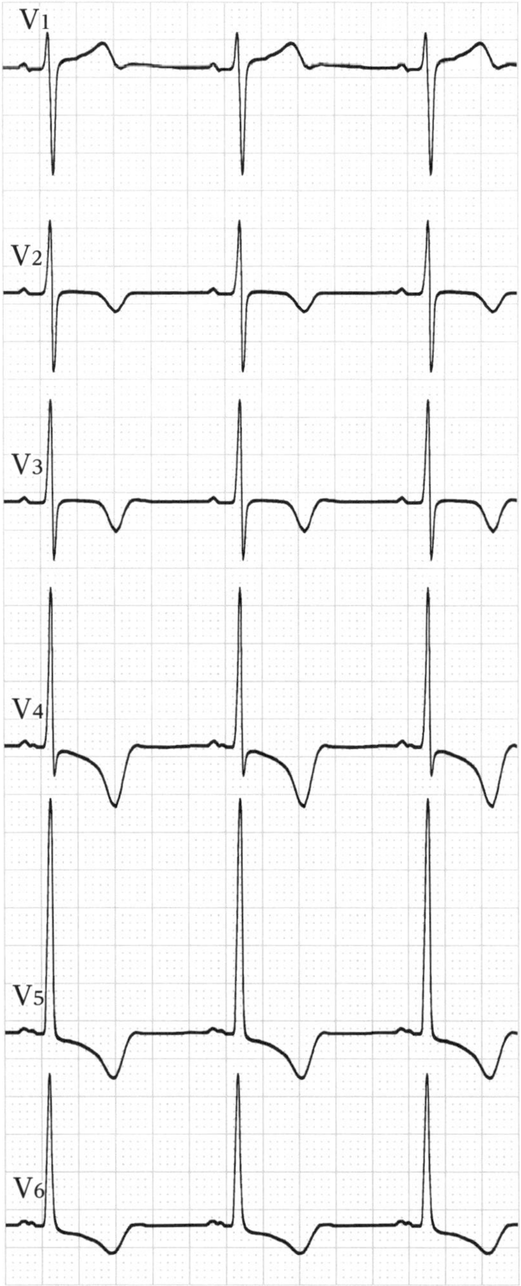

土居 忠文, 心電図勉強法 超初心者のための心電図講習会テキスト, p.140-141, 2008, 幸千回.

10mm = 1.0mV

解答・解説は p.82

Q14 考えられる心電図診断は？ (　　　　　　　　　　)

1. 右室肥大　　2. 左室肥大　　3. 右胸心
4. 陳旧性心筋梗塞　　5. 電極の付け間違い

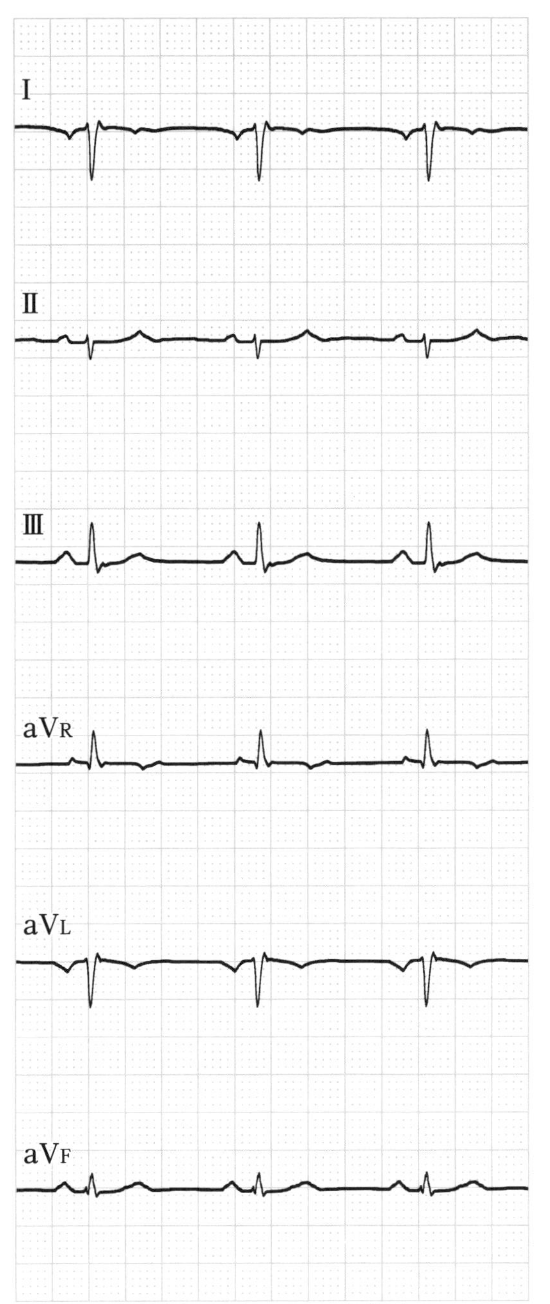

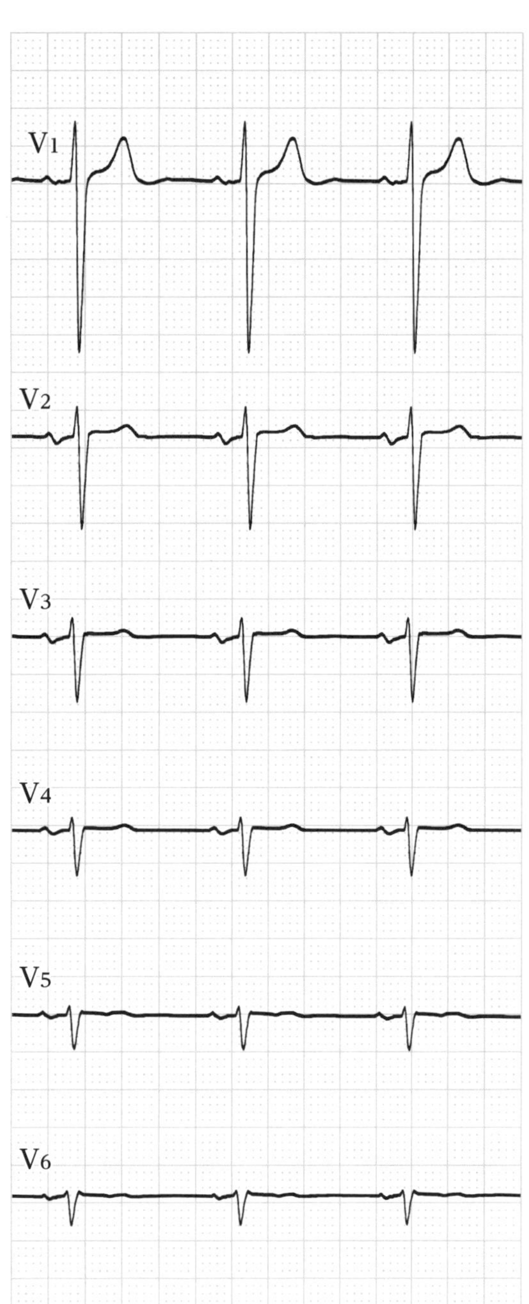

土居 忠文, 心電図勉強法 超初心者のための心電図講習会テキスト, p.174-175, 2008, 幸千回.

10mm = 1.0mV

解答・解説は p.83

Q15 考えられる心電図診断は？ (　　　　　　　　　　)

1. 完全左脚ブロック　2. 完全右脚ブロック　3. WPW症候群
4. 筋電図混入　5. 人工ペースメーカー

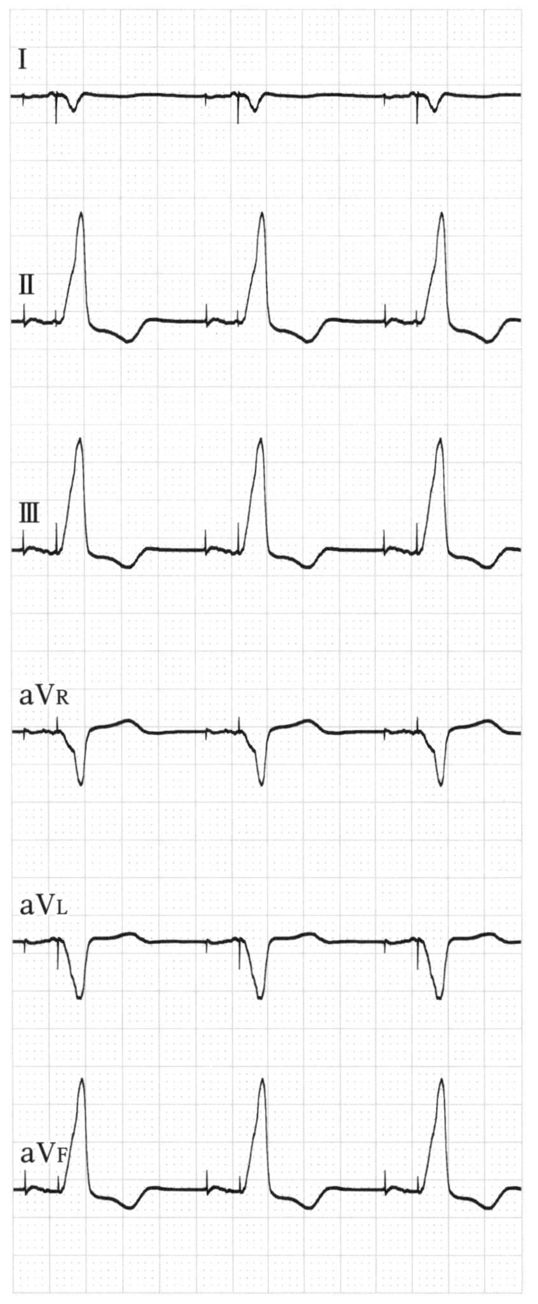

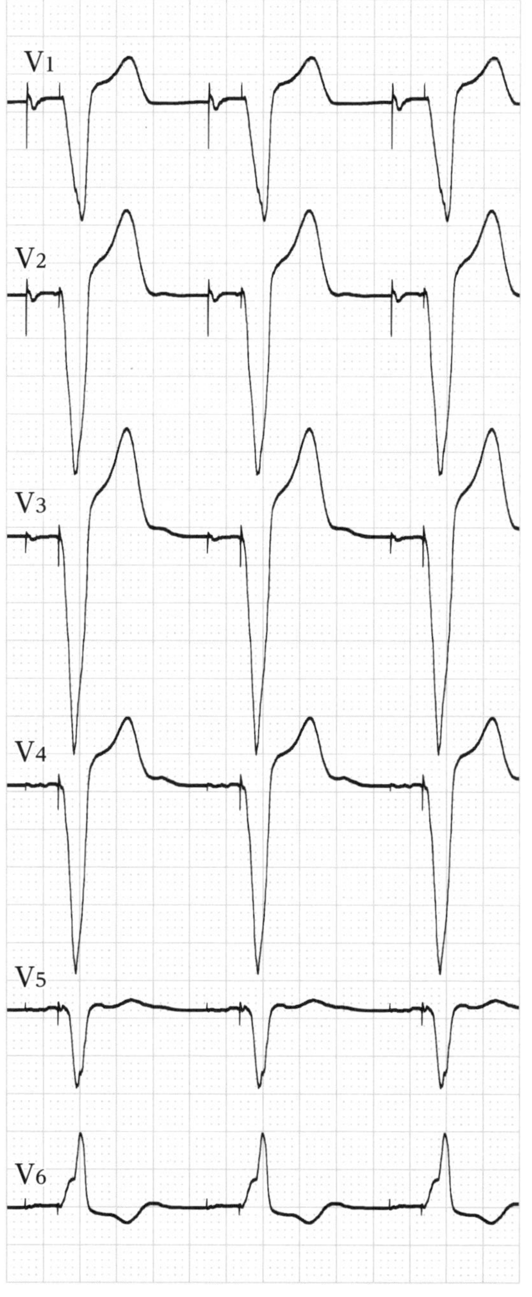

10mm＝1.0mV

解答・解説は p.84

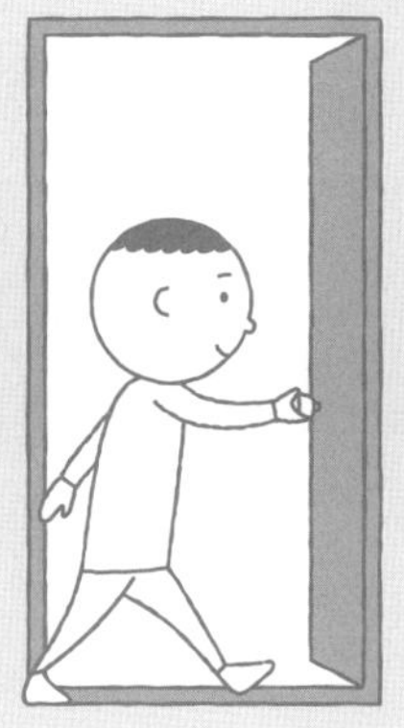

2nd ステップと *3rd* ステップの

解答・解説

2nd ステップの解説では，刺激伝導系と心電図波形を結びつけたイラストを使用しています．
不整脈を判読するときには，波形の特徴だけに頼らず，
刺激伝導系と関連づけて考えるようにすると理解しやすくなります．
3rd ステップの解説では，標準 12 誘導の中から，
異常を確認できる誘導を可能な限り掲載しています．
波形に直接所見を書き込んでいるので，波形のパターンと，その形を表す用語をいっしょに覚えましょう．
このドリルで取り上げている波形は，代表的な形をしたとてもきれいな波形です．
実際には，人それぞれいろいろな顔があるように，波形にも個人差があります．
このドリルで整理している心電図の特徴を覚えて判読に役立てください．

2ndステップ 解答・解説

Q1 解答（　洞徐脈　）

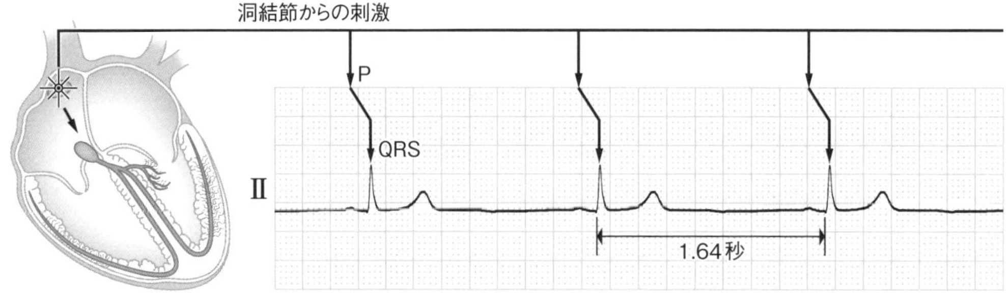

- Q1の心電図ではRR間隔が1.64秒で，心拍数は37/分です．
- P波とそれに続くQRS波が存在し，PP間隔，RR間隔は一定です．
- よって洞徐脈と判断します．

洞徐脈の心電図の特徴

- 洞徐脈は洞結節の興奮頻度が低下した状態です．
- 心拍数が60/分未満の洞調律を洞徐脈といいます．
- P波とQRS波が1対1で存在します．
- 各心拍のP波，QRS波，T波は同じ形を示します．

Q2 解答（　洞頻脈　）

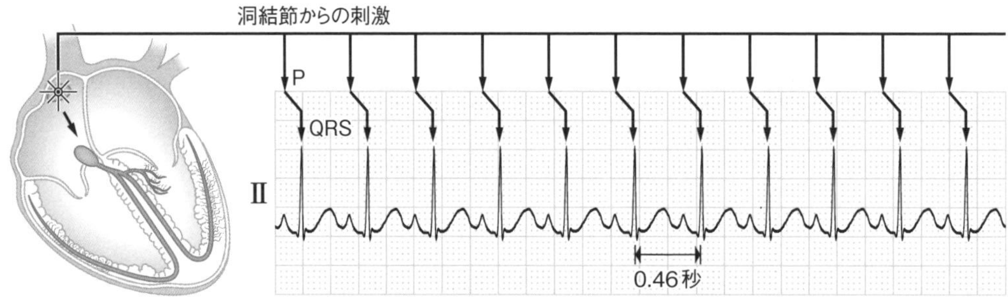

- Q2の心電図ではRR間隔が0.46秒で，心拍数は130/分です．
- P波は明瞭でQRS波の直前に認め，Ⅱ誘導で陽性です．
- よって洞頻脈と判断します．

洞頻脈の心電図の特徴

- 洞頻脈は洞結節の興奮頻度が高まった状態です．
- 心拍数が100/分以上の洞調律を洞頻脈といいます．
- 洞性P波（Ⅰ，Ⅱ，Ⅲ，aVF誘導で陽性のP波）が確認できます．

Q3 解答（　洞停止　）

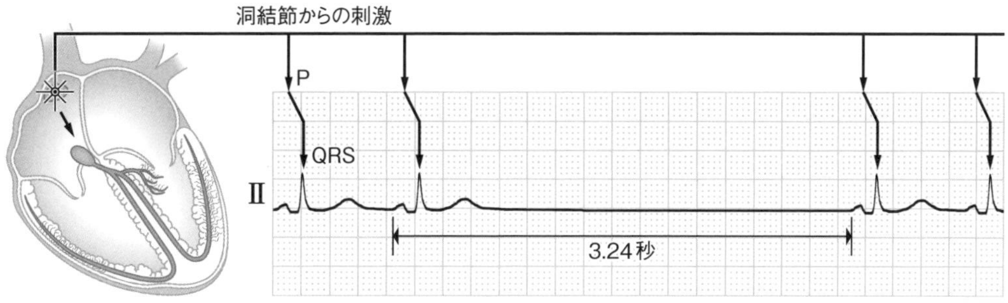

- Q3の心電図では2拍目と3拍目のPP間隔が3.24秒に延長しています.
- 洞調律のPP間隔は0.84秒なので，延長したPP間隔は洞調律のPP間隔の整数倍ではありません.
- よって洞停止と判断します.

洞停止の心電図の特徴

- 洞停止は洞結節の自動能が低下し，一過性に歩調取りが停止した状態です.
- PP間隔が突然3秒以上に延長し，延長したPP間隔は洞調律のPP間隔の整数倍になりません.

Q4 解答（　洞房ブロック　）

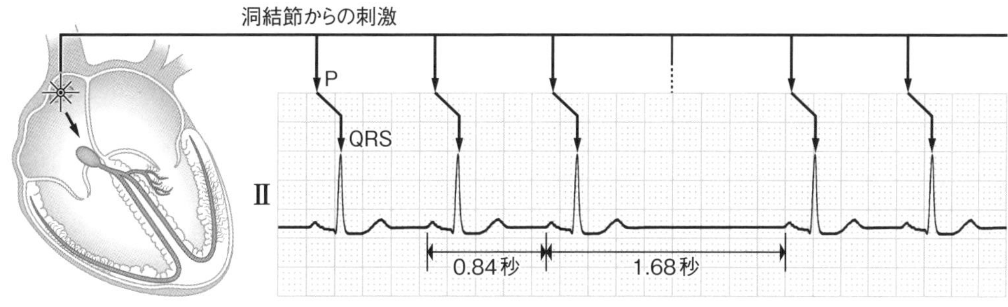

- Q4の心電図では延長したPP間隔が洞調律のPP間隔の2倍になっています.
- 洞調律のリズムは中断したのではなく，1回だけ心房に伝導されなかった（ブロックされた）ことを示します.
- よって洞房ブロックと判断します.

洞房ブロックの心電図の特徴

- 洞房ブロックは，洞結節から心房への刺激伝導が障害された状態です.
- PP間隔が延長し，延長したPP間隔は洞調律のPP間隔の2倍（整数倍）になります. 2倍では洞結節から心房への刺激伝導が1回障害され，3倍では2回障害されたことを示します.

Q5 解答（　心房細動　）

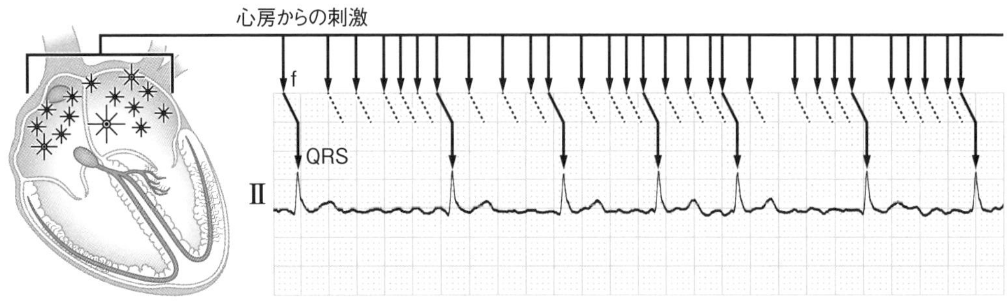

・Q5の心電図ではP波はなく，基線が細かく揺れるｆ波（細動波）が多数出現しています.
・RR間隔は不規則です.
・よって心房細動と判断します.

心房細動の心電図の特徴

• 心房細動は心房の至るところが無秩序に興奮している状態です.
• P波は消失し，基線が細かく揺れるｆ波（細動波）が出現します.
• RR間隔は不規則です.

Q6 解答（　心房粗動　）

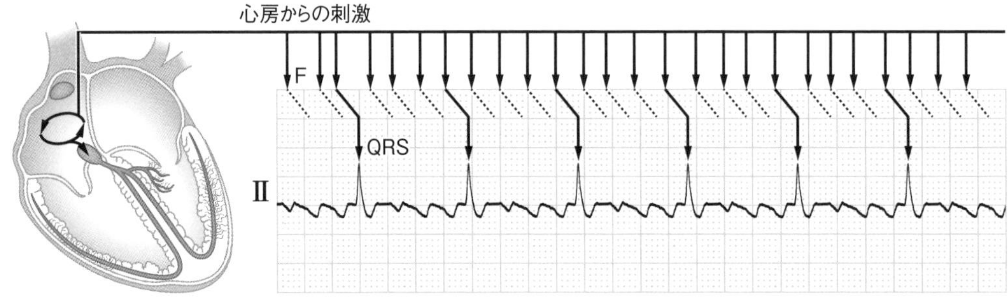

・Q6の心電図ではP波はなく，ノコギリ歯状のF波（粗動波）が出現しています.
・F波が4個出現し，そのうちの1個がQRS波につながっています（4対1伝導）.
・RR間隔は規則的です.
・よって心房粗動と判断します.

心房粗動の心電図の特徴

• 心房粗動は心房が規則的に速く興奮します.
• P波は消失し，ノコギリ歯状のF波（粗動波）が出現します.
• RR間隔は規則的です.

Q7 解答（　Ⅰ度房室ブロック　）

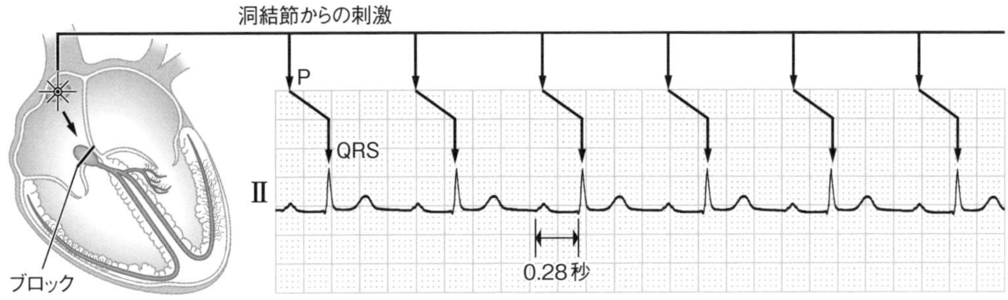

- Q7の心電図ではPQ間隔が0.28秒と延長しています.
- すべてのP波の後にQRS波があり，QRS波の脱落は認めません.
- よってⅠ度房室ブロックと判断します.

Ⅰ度房室ブロックの心電図の特徴

- Ⅰ度房室ブロックは，心房から心室への伝導遅延があるものの，毎回の刺激は必ず心室に届きます.
- 伝導遅延によりPQ間隔が0.21秒以上に延長します.
- P波の後にQRS波の脱落はありません.
- PP間隔は一定です.

Q8 解答（　Ⅱ度房室ブロックのウエンケバッハ型　）

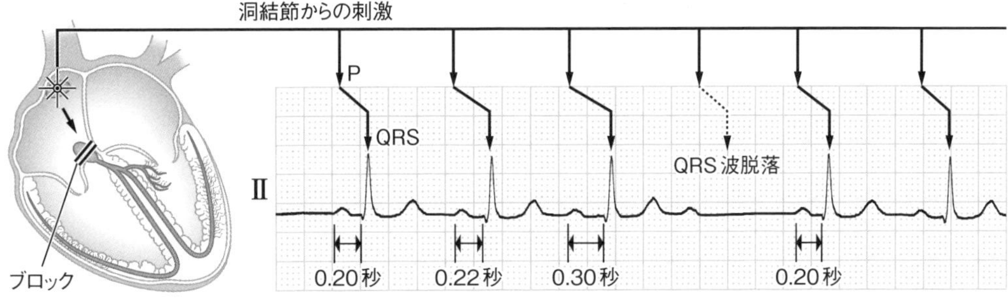

- Q8の心電図ではPQ間隔が徐々に延長し，4拍目のP波の後のQRS波が脱落しています.
- PP間隔は一定です.
- よってⅡ度房室ブロックのウエンケバッハ型と判断します.

Ⅱ度房室ブロックのウエンケバッハ型の心電図の特徴

- ウエンケバッハ型はPQ間隔が1心拍ごとに延長し，ついにはQRS波が1個脱落します.
- この現象は反復し，QRS波脱落後の次の周期は短いPQ間隔から再スタートします.
- PP間隔は一定です.

　▶ **QRS波が脱落しているP波のPP間隔が，他のPP間隔と一定であることが重要です．もしQRS波が脱落しているP波のPP間隔が短い場合は期外収縮を考えます.**

Q9 解答（ Ⅱ度房室ブロックのモビッツⅡ型 ）

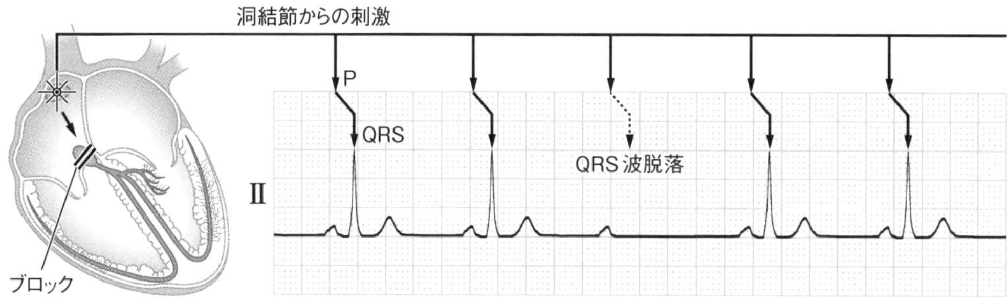

- Q9の心電図ではPQ間隔が一定で，3拍目のP波の後のQRS波が脱落しています．
- PP間隔は一定です．
- よってⅡ度房室ブロックのモビッツⅡ型と判断します．

Ⅱ度房室ブロックのモビッツⅡ型の心電図の特徴

- モビッツⅡ型はPQ間隔が一定のまま，突然QRS波が1個脱落します．
- PP間隔は一定です．

▶ **QRS波が脱落しているP波のPP間隔が，他のPP間隔と一定であることが重要です．もしQRS波が脱落しているP波のPP間隔が短い場合は期外収縮を考えます．**

Q10 解答（ 完全房室ブロック（Ⅲ度房室ブロック） ）

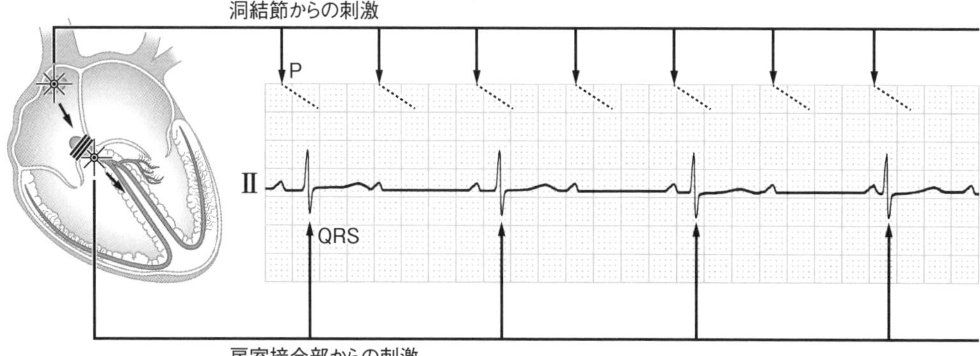

- Q10の心電図ではPP間隔とRR間隔が異なります．
- またPQ間隔は不規則です．
- P波の数はQRS波の数より多いです．
- よって，P波とQRS波は無関係に出現していると考えられ，完全房室ブロック（Ⅲ度房室ブロック）と判断します．

完全房室ブロック（Ⅲ度房室ブロック）の心電図の特徴

- 完全房室ブロックでは心房の興奮は心室に伝えられないため，P波と関係のあるQRS波は認めません．
- P波とQRS波は無関係に出現します．
- PP間隔とRR間隔は互いに異なり，PP間隔に比べRR間隔が長くなります．
- P波の数はQRS波の数よりも多くなります．
- PQ間隔は不規則です．

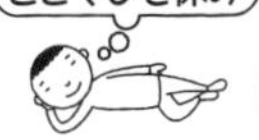

房室ブロックのまとめ

房室ブロックは，心房からの興奮が延長したり，途絶えたりして，正常に心室へ伝わらないものをいいます．伝導障害の程度によって，Ⅰ度房室ブロック，Ⅱ度房室ブロック，完全房室ブロック（Ⅲ度房室ブロック）があります．

房室ブロックの種類

房室伝導の途絶なし ⟷			房室伝導は完全に途絶
Ⅰ度房室ブロック	Ⅱ度房室ブロック		完全房室ブロック（Ⅲ度房室ブロック）
	ウエンケバッハ型	モビッツⅡ型	
• PQ間隔の延長あり • QRS波の脱落はなし	• PQ間隔が1心拍ごとに延長する • PQ間隔がもっとも長く延長した後のQRS波が1つ脱落する • この現象は反復し，短いPQ間隔から再スタートする	• PQ間隔は一定（延長しない） • 突然QRS波が1つ脱落する	• PQ間隔は不規則 • P波とQRS波が無関係

Q11 解答（　心房期外収縮　）

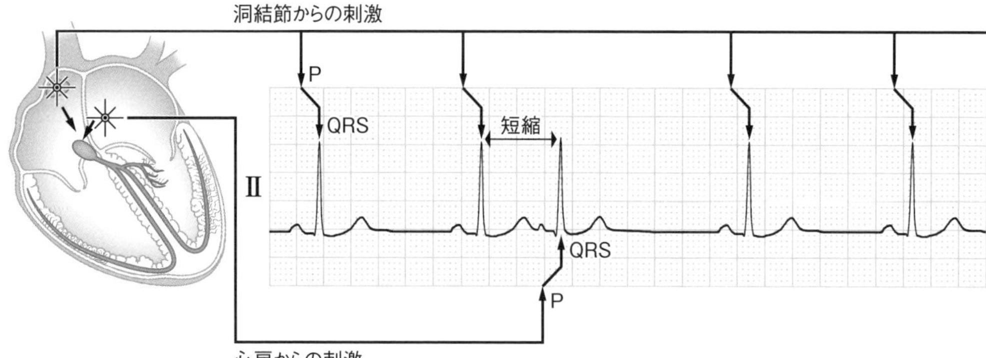

- Q11の心電図では3拍目のPP間隔とRR間隔が短縮しています.
- 3拍目のP波は小さく，洞調律のP波と形が異なります.
- 3拍目のQRS幅は正常で，洞調律のQRS波と形がほぼ同じです.
- よって心房期外収縮と判断します.

心房期外収縮の心電図の特徴

- 心房期外収縮は洞調律よりも心房が早く興奮した状態です.
- PP間隔が突然短縮し，RR間隔も短縮します.
- 心房期外収縮のP波は洞調律のP波と形が異なります.
- 心房期外収縮のQRS波は洞調律のQRS波と形がほぼ同じです.

Q12 解答（　心室内変行伝導を伴う心房期外収縮　）

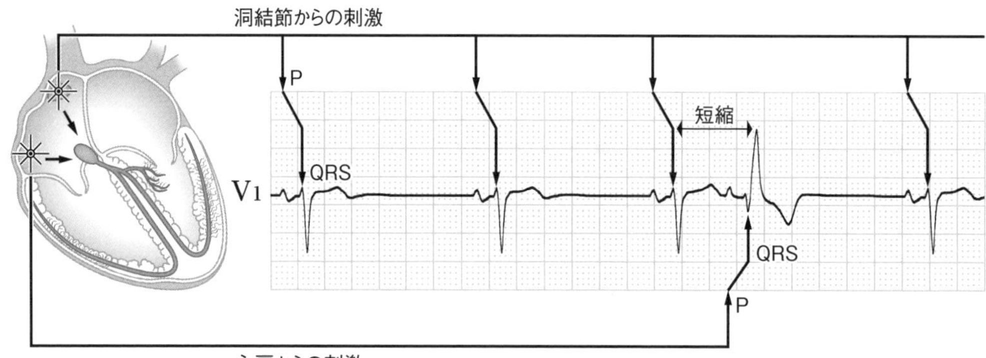

- Q12の心電図では4拍目に幅が広く変形したQRS波（rsR'型）を認めます.
- 4拍目のRR間隔は洞調律のRR間隔よりも短縮しています.
- 4拍目のQRS波に先行するP波を認めますが，洞調律のP波と形が異なります.
- よって心室内変行伝導を伴う心房期外収縮と判断します.

心室内変行伝導を伴う心房期外収縮の心電図の特徴

- 心室内の右脚（または左脚）に不応期が残っている状態のときに，心房期外収縮の刺激が心室に伝導されると，幅の広いQRS波となります．
- PP間隔が突然短縮し，RR間隔も短縮します．
- 心房期外収縮のP波は洞調律のP波と形が異なります．
- 心房期外収縮にもかかわらずQRS波の幅が広く，洞調律と形が異なるのは，心室内変行伝導によるものと考えます．

Q13 解答（　心室期外収縮　）

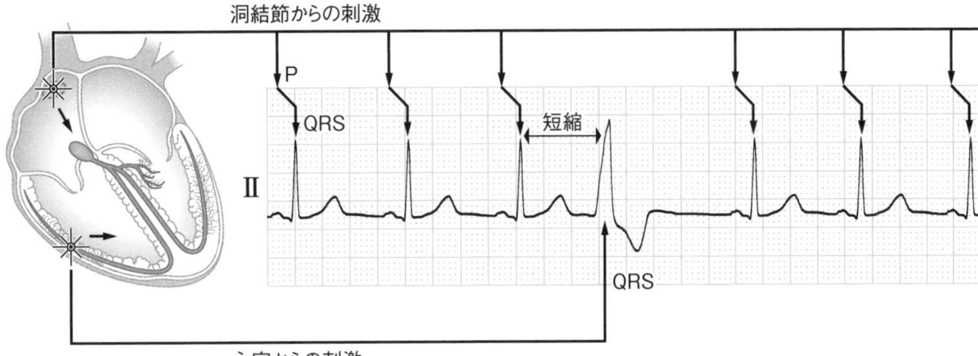

- Q13の心電図では4拍目のQRS波の幅が広く，他のQRS波と形が異なり，T波は陰性です．
- 4拍目のRR間隔は洞調律のRR間隔よりも短縮しています．
- 4拍目のQRS波に先行するP波は認めません．
- よって心室期外収縮と判断します．

心室期外収縮の心電図の特徴

- 心室期外収縮は洞調律より心室が早く興奮した状態です．
- RR間隔が突然短縮します．
- 心室期外収縮のQRS波は幅が広く，洞調律のQRS波と形が異なります．
- 心室期外収縮のQRS波に先行するP波は認めません．

Q14 解答（　多源性心室期外収縮　）

注意 多源性心室期外収縮が多発すると，心室頻拍に移行する可能性があるため，危険な不整脈です．

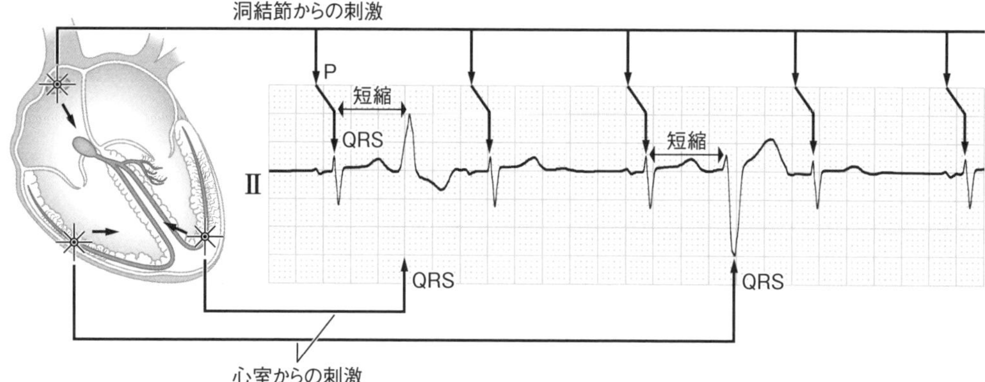

・Q14の心電図では，2拍目と5拍目に幅の広いQRS波を認めます．
・2拍目と5拍目のQRS波は形が互いに大きく異なります．
・2拍目と5拍目のRR間隔は洞調律のRR間隔よりも短縮しています．
・2拍目と5拍目のQRS波に先行するP波は認めません．
・よって多源性心室期外収縮と判断します．

多源性心室期外収縮の心電図の特徴

- 心室の2ヵ所以上の異なった場所から期外収縮が発生していることを多源性心室期外収縮といいます．
- 心室期外収縮の特徴に加え，複数ある心室期外収縮のQRS波の形が互いに異なります．

memo

解答（　R on T型心室期外収縮　）

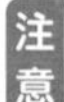

R on T型心室期外収縮が発生すると，心室頻拍や心室細動に移行する可能性があるため，危険な不整脈です．

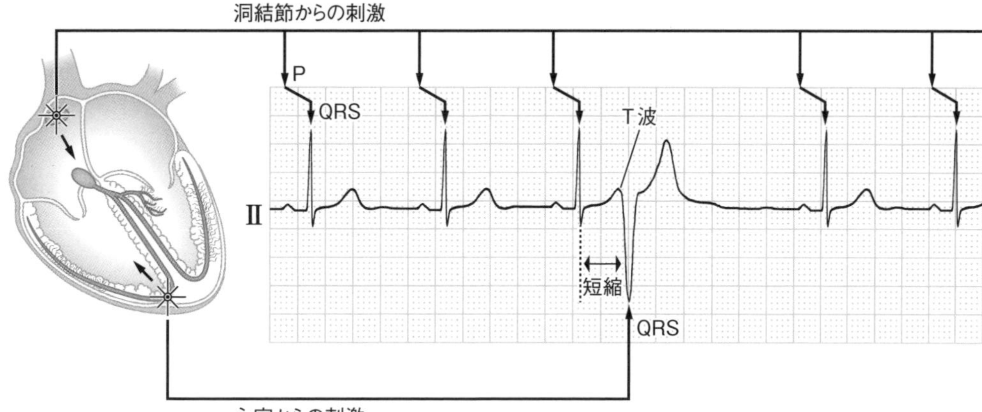

- Q15の心電図では４拍目に幅広く変形したQRS波を認めます．
- ４拍目のRR間隔は洞調律のRR間隔よりも短縮しています．
- ４拍目のQRS波に先行するP波は認めません．
- また４拍目は，３拍目のT波の上に出現しています．
- よってR on T型心室期外収縮と判断します．

R on T型心室期外収縮の心電図の特徴

- 心室期外収縮が，先行する心拍のT波が終わらないうちに発生することをR on T型心室期外収縮といいます．
- 心室期外収縮の特徴に加え，T波の上に心室期外収縮が出現します．

memo

Q16 解答（　ショートラン型心室期外収縮（非持続性心室頻拍）　）

注意 ショートラン型心室期外収縮が発生すると，心室頻拍や心室細動に移行するため，危険な不整脈です．

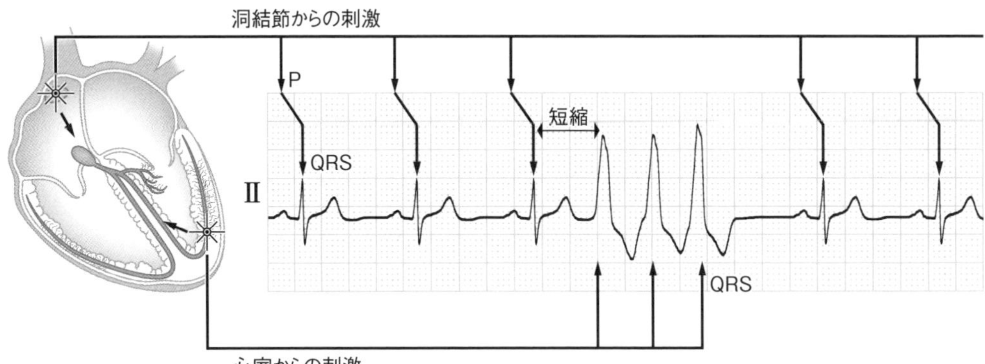

- Q16の心電図では４拍目からRR間隔が突然短縮し，幅の広いQRS波が連続して３個出現しています．
- QRS波に先行するＰ波は認めません．
- よってショートラン型心室期外収縮（非持続性心室頻拍）と判断します．

ショートラン型心室期外収縮（非持続性心室頻拍）の心電図の特徴

- 心室期外収縮が3個以上連続して出現するとショートラン型心室期外収縮または非持続性心室頻拍といいます．

▶通常3拍以上，30秒未満を非持続性心室頻拍と呼びます．

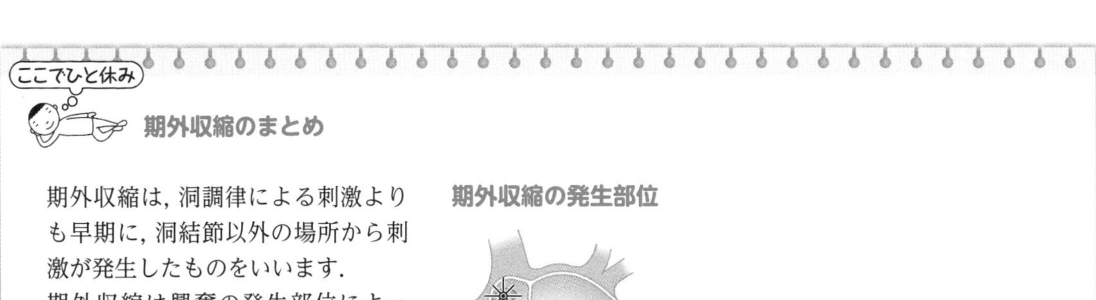

期外収縮のまとめ

期外収縮は，洞調律による刺激よりも早期に，洞結節以外の場所から刺激が発生したものをいいます．

期外収縮は興奮の発生部位によって，上室期外収縮と心室期外収縮に分けられます．

上室期外収縮には，心房から発生した心房期外収縮と，房室接合部から発生した房室接合部期外収縮があります．心室期外収縮は心室から発生した期外収縮をいいます．

期外収縮の発生部位

心房期外収縮
房室接合部期外収縮
上室期外収縮
心室期外収縮

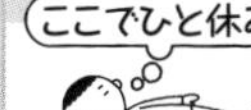

危険な心室期外収縮

心室期外収縮の中には，心室頻拍や心室細動に移行する可能性のある危険なものがあります．危険な心室期外収縮として，多源性心室期外収縮，R on T型心室期外収縮，ショートラン型心室期外収縮（非持続性心室頻拍）の3つの波形を覚えておきましょう．

多源性心室期外収縮

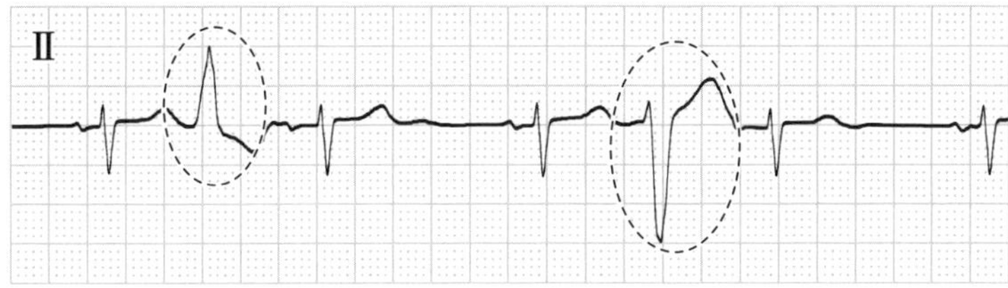

心室期外収縮が心室の2ヵ所以上の異なった場所から出現

R on T型心室期外収縮

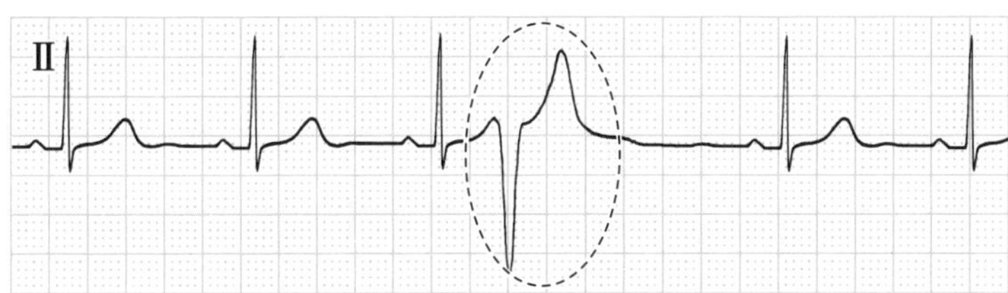

心室期外収縮が先行する心拍のT波が終わらないうちに出現

ショートラン型心室期外収縮（非持続性心室頻拍）

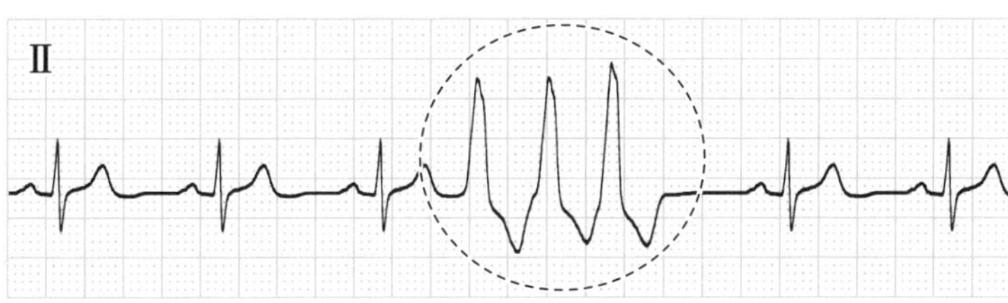

心室期外収縮が3個以上連続して出現

memo

Q17 解答（　発作性上室頻拍　）

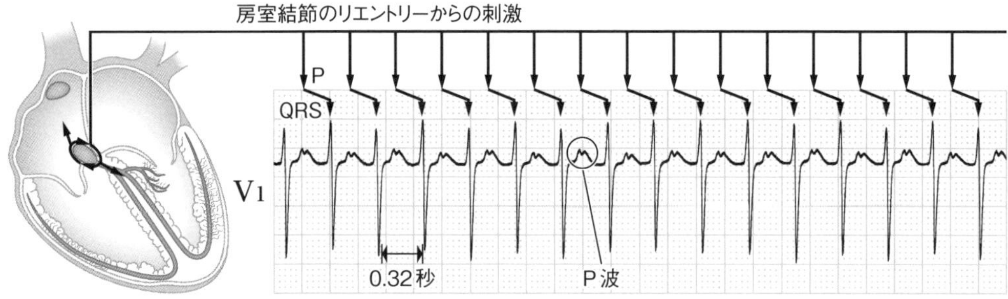

・Q17の心電図ではRR間隔は0.32秒で，心拍数が188/分と頻脈です．
・P波はST部分に認めます．
・QRS幅は正常です．
・よって発作性上室頻拍と判断します．

発作性上室頻拍の心電図の特徴

- 発作性上室頻拍は心房，房室結節，副伝導路が関与する頻拍の総称です．
- 心拍数は140 ～ 200/分のことが多いです．
- P波はQRS波の直後からST部分や，QRS波の直前に認められますが，確認できないこともあります．

Q18 解答（　心室頻拍　）

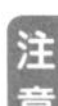

心室頻拍は危険な状態で，緊急処置が必要です．

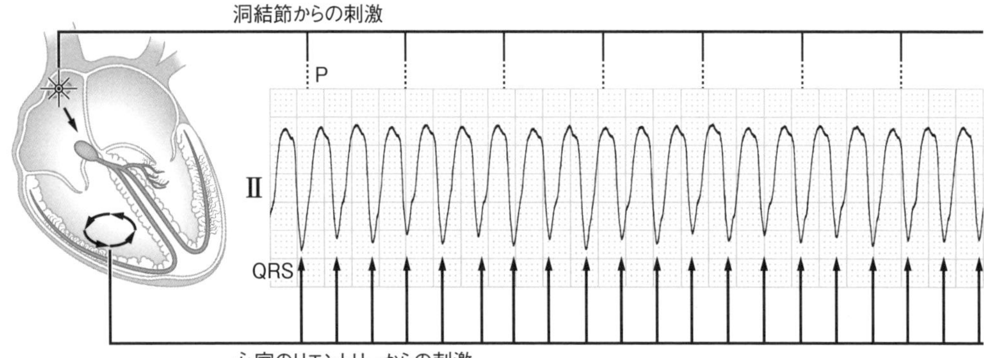

・Q18の心電図では幅の広いQRS波が連続して出現しています．
・心拍数は230/分です．
・P波は確認できません．
・よって心室頻拍と判断します．

心室頻拍の心電図の特徴

- 心室頻拍は，心室期外収縮が連続して発生している状態で，心拍数は100 ~ 250/分の頻脈です．
- QRS幅が通常0.14秒以上に延長します．
- QRS波とT波の形や大きさが互いに少しずつ異なります．
- P波は認めません．

Q19 解答（　　心室細動　　）

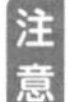

注意 心室細動は致死的な状態で，緊急処置が必要です．

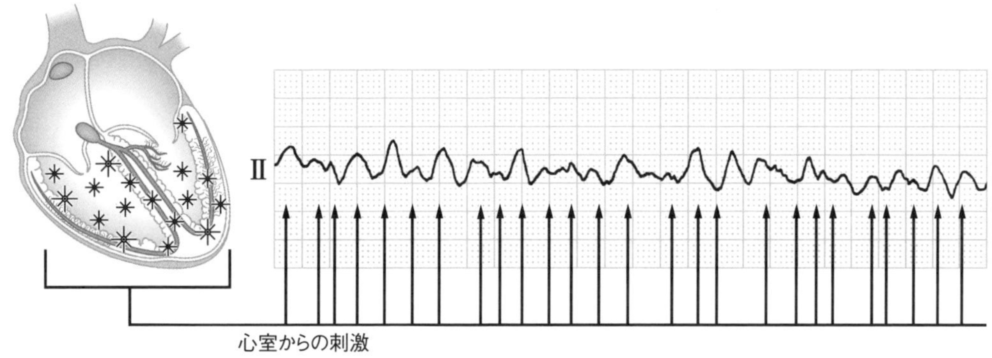

- Q19の心電図ではQRS波とT波の区別ができません．
- 基線が不規則に揺れているように見えます．
- よって心室細動と判断します．

心室細動の心電図の特徴

- 心室細動は，リズミカルな心室収縮がなく，心室が至るところで局所的に収縮しており，心室全体が細かく震えている状態です．
- 形状や振幅が不規則な心室細動波が休みなく出現します．
- QRS波とT波の区別がつきません．

Q20 解答（　高カリウム血症　）

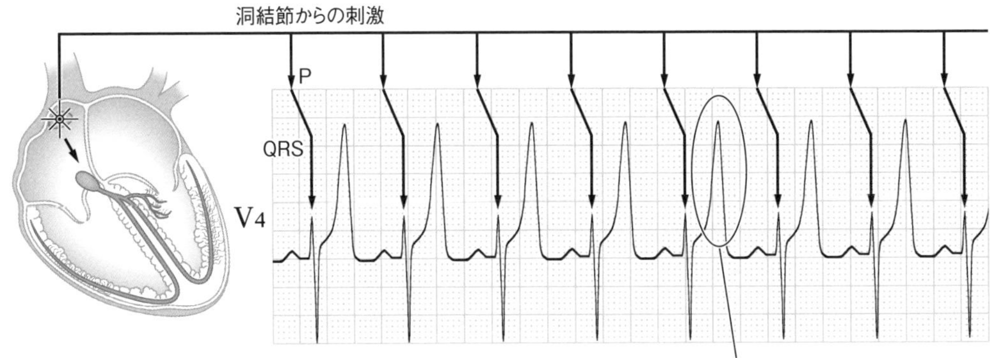

・Q20の心電図ではテント状T波を示しています.
・ST部分の上昇を認めます.
・よって高カリウム血症と判断します.

高カリウム血症の心電図の特徴

- 高カリウム血症は，活動電位の持続時間が短縮し，その結果T波が尖鋭化します.
- テント状T波を認めます.
  - ▶**テント状T波とは，増高・尖鋭化し，幅が狭く左右対称のT波のことをいいます.**
- ST部分の上昇を認めます.
- 高カリウム血症が高度になるとP波の不明瞭化，QRS幅の延長，QT間隔の延長が認められます.

memo

Q21 解答（ 人工ペースメーカー（DDD型） ）

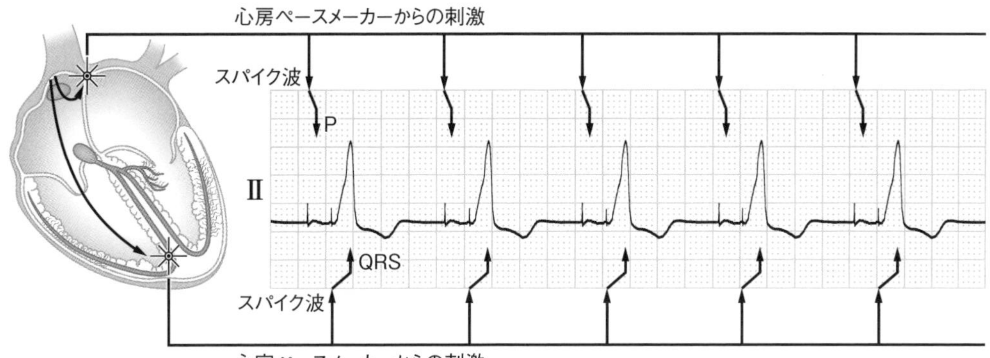

・Q21の心電図ではP波およびQRS波の直前にスパイク波を認めます.
・よって人工ペースメーカーと判断します.

人工ペースメーカーの心電図の特徴

- 人工ペースメーカーは，電極を直接心筋に固定し，人工的な刺激により心臓を収縮させて心拍を確保するものです.
  ▶人工ペースメーカーの電極は，右房，右室の心筋に固定します．通常，左房，左室には固定されません.
- 電気刺激によるスパイク波を認めます.
- 右房刺激ではP波の直前にスパイク波が見られます.
- 右室刺激ではQRS波の直前にスパイク波が見られます.

ここでひと休み

人工ペースメーカーの機能表示

人工ペースメーカーの機能には，心房または心室を刺激する機能（ペーシング機能）と，心臓の電気活動（P波やQRS波）を感知する機能（センシング機能）があります．またセンシング機能の応答様式として，抑制型，同期型，固定型があります.
人工ペースメーカーの機能は，3文字を組み合わせて表示します．第1文字は，刺激する部位を表します．第2文字は感知する部位を表します．そして第3文字は，応答様式を表します.

人工ペーシング機能の表示方法

第1文字（刺激部位）	第2文字（感知部位）	第3文字（応答様式）
A　心房	A　心房	I　抑制型
V　心室	V　心室	T　同期型
D　心房と心室	D　心房と心室	D　抑制型と同期型
		O　固定型

Q21の「DDD型」とは人工ペースメーカーの機能を表現するコードで，心房と心室の両方に挿入され刺激と感知を行うペースメーカーであることがわかります．また，心房の興奮に同期させて心室を刺激し，刺激の必要のないところでは抑制する機能を有しています.

memo

3rdステップ 解答・解説

Q1 解答（ 4. 完全右脚ブロック ）

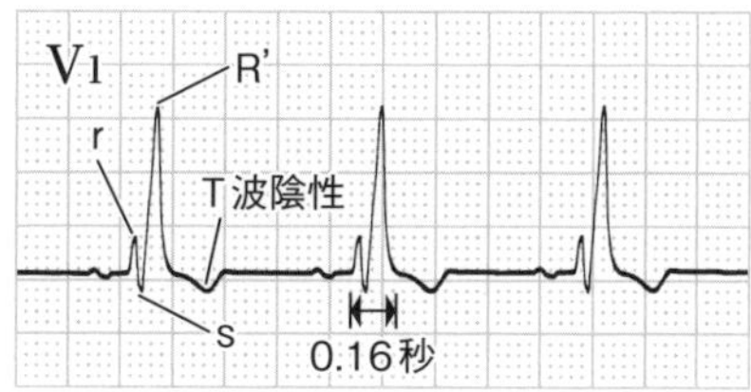

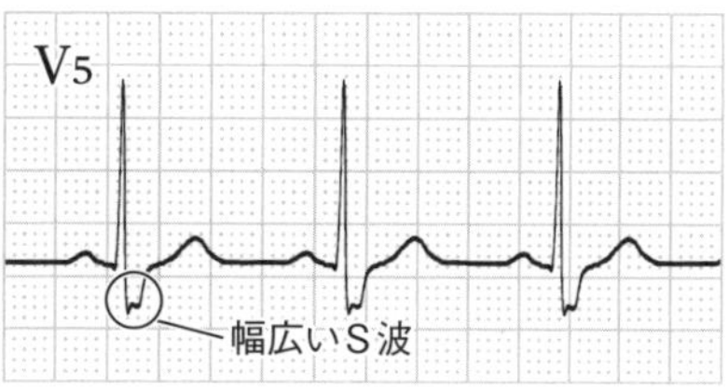

- Q1の心電図ではV_1誘導のQRS幅が0.16秒と延長しています.
- QRS波に先行するP波を認めます.
- V_1誘導のQRS波はrsR'型で，T波は陰性です.
- V_5誘導のQRS波は幅広いS波を認めます.
- よって完全右脚ブロックと判断します.

完全右脚ブロックの心電図の特徴

- 完全右脚ブロックは右脚の興奮伝導が障害された状態です.
- QRS幅が0.12秒以上に延長します.
  - ▶ **QRS幅が0.10秒以上，0.12秒未満を不完全右脚ブロックといいます.**
- V_1誘導のQRS波は典型例ではrsR'型を示します.
  - ▶ **rSR'型，RR'型，R型を示すこともあります.**
- V_1誘導のT波は陰性を示します.
- V_5誘導で幅広いS波を示します.
  - ▶ **幅広いS波はⅠ，aV_L，V_6誘導でも認めます.**
- QRS波に先行するP波を認めます.
  - ▶ **先行するP波を認めない場合は心室固有調律などが考えられます.**

memo

Q2 解答（ 3. 完全左脚ブロック ）

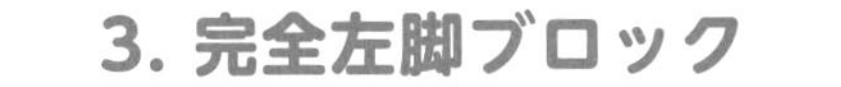

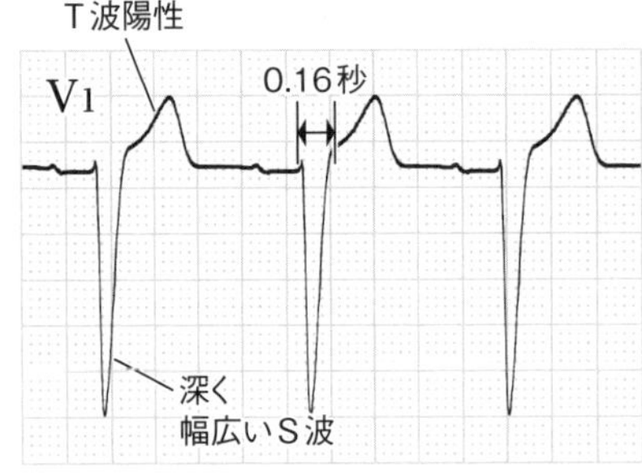

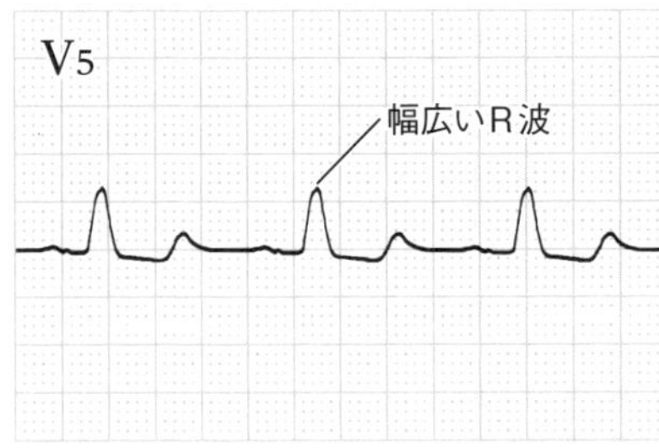

- Q2の心電図ではQRS幅が0.16秒と延長しています.
- QRS波に先行するP波を認めます.
- V_1誘導のQRS波はrS型で深く幅広いS波を認め，T波は陽性です.
- V_5誘導のQRS波は幅広いR波を認めます.
- よって完全左脚ブロックと判断します.

完全左脚ブロックの心電図の特徴

- 完全左脚ブロックは左脚の興奮伝導が障害された状態です.
- QRS幅が0.12秒以上に延長します.
- V_1誘導のQRS波は小さいr波と，深く幅広いS波を示します.
- V_1誘導のT波は陽性を示します.
- V_5誘導のQRS波は幅広いR波を認めます.
  - ▶ **幅広いR波はⅠ，aVL，V_6誘導でも見られます.**
- QRS波に先行するP波を認めます.
  - ▶ **先行するP波を認めない場合は心室固有調律などが考えられます.**

memo

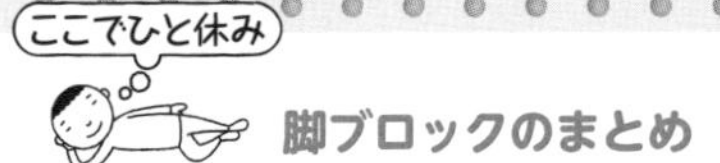

脚ブロックのまとめ

脚ブロックは，心室内伝導障害のひとつで，脚の興奮伝導が障害されたものをいいます．脚には右脚と左脚があり，右脚の伝導障害を右脚ブロック，左脚の伝導障害を左脚ブロックといいます．

完全右脚ブロックと完全左脚ブロックの心電図の特徴

	完全右脚ブロック	完全左脚ブロック
QRS幅	0.12秒以上	0.12秒以上
V_1誘導のQRS波	rsR'型（幅広いR波）	rS型（深く幅広いS波）
V_1誘導のT波	陰性	陽性
V_5誘導のQRS波	幅広いS波	幅広いR波
P波	認める	認める

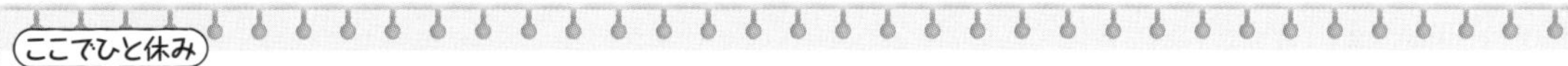

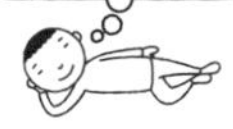

QRS波の表現方法　～小さい波，大きい波～

QRS波を表現するときに，振幅の大きなものを大文字（Q，R，S）で表し，振幅の小さなものを小文字（q，r，s）で表現します．また，R（r）波やS（s）波が2つある場合には，2つ目に「’（ダッシュ）」を付けて表現します．

QRS波の表現方法

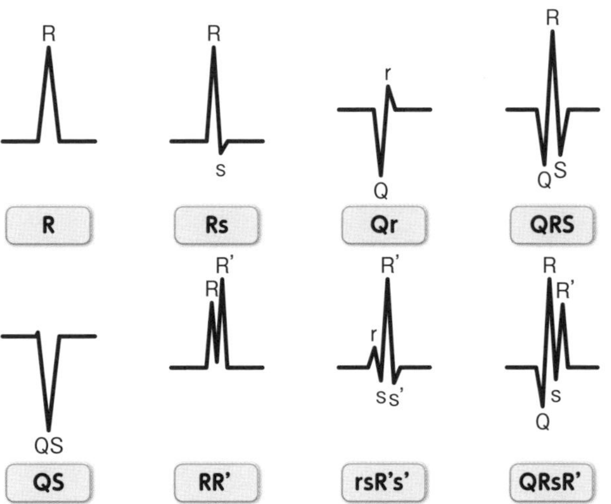

Q3 解答（ 2. LGL症候群 ）

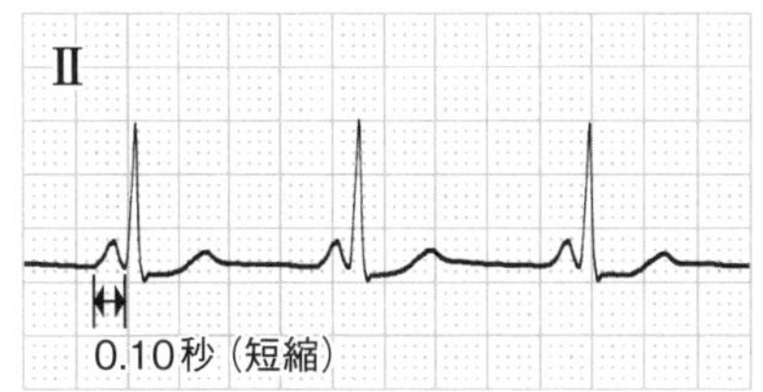

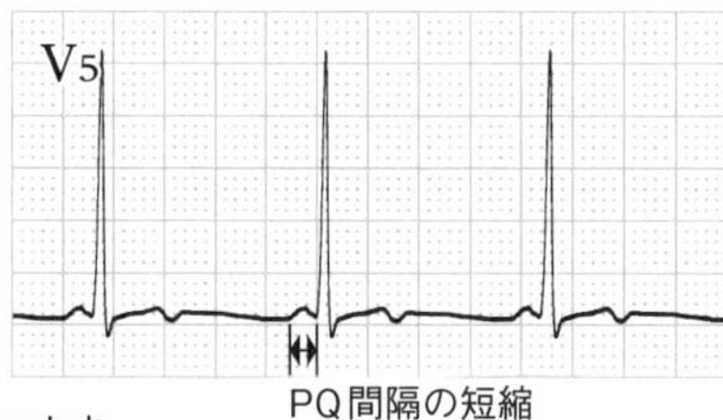

- Q3の心電図ではPQ間隔が0.10秒と短縮しています.
- QRS幅は正常です.
- デルタ波は認めません.
- よってLGL症候群と判断します.

LGL症候群の心電図の特徴

- LGL症候群は心房下部から房室結節に連結する副伝導路（ジェイムス線維）が存在することによって起こる波形異常です.
- PQ間隔が0.12秒以内に短縮します.
- QRS幅は正常で，デルタ波は認めません.

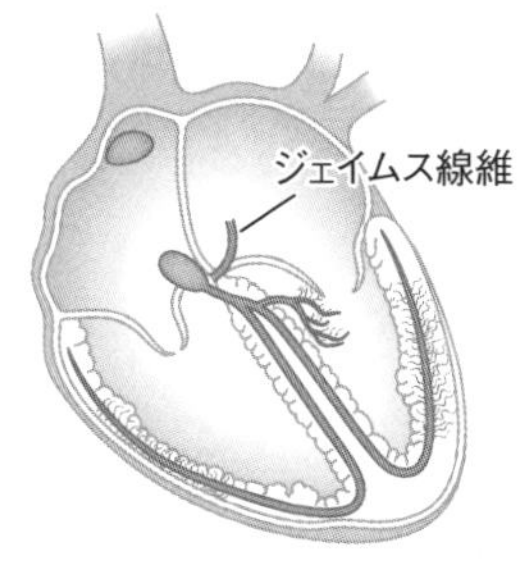

Q4 解答（ 5. WPW症候群 ）

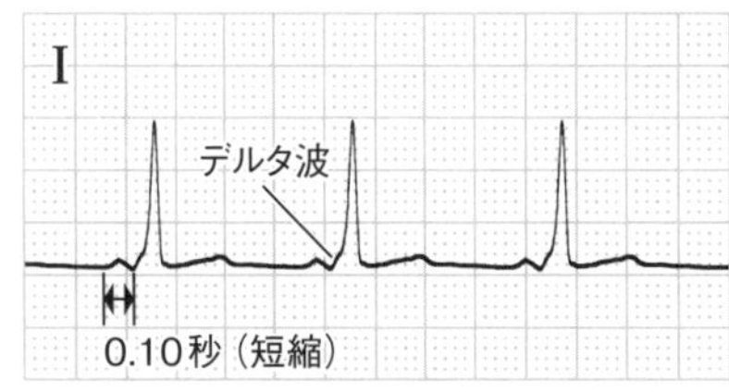

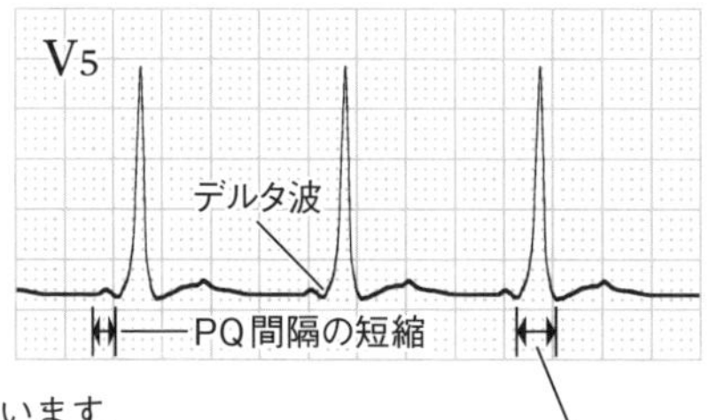

- Q4の心電図ではPQ間隔が0.10秒と短縮しています.
- デルタ波を認めます.
- よってWPW症候群と判断します.

WPW症候群の心電図の特徴

- WPW症候群は心房と心室の間に副伝導路（ケント束）が存在することによって起こる波形異常です.
- PQ間隔が0.12秒以内に短縮します.
- デルタ波（⊿波）を認めます.
- QRS幅は0.12秒以上に延長します.

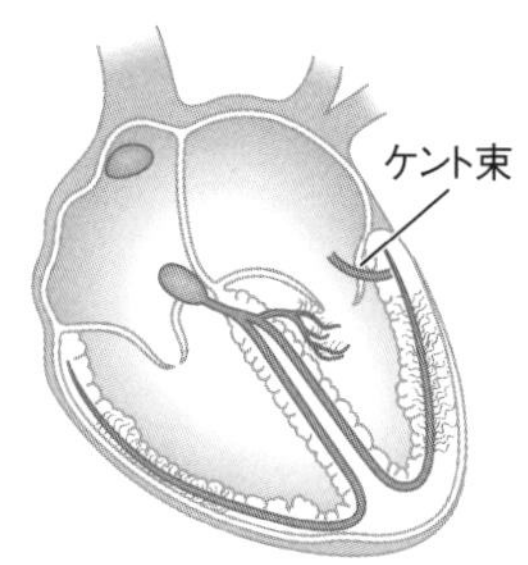

Q5 解答（ 1. 狭心症 ）

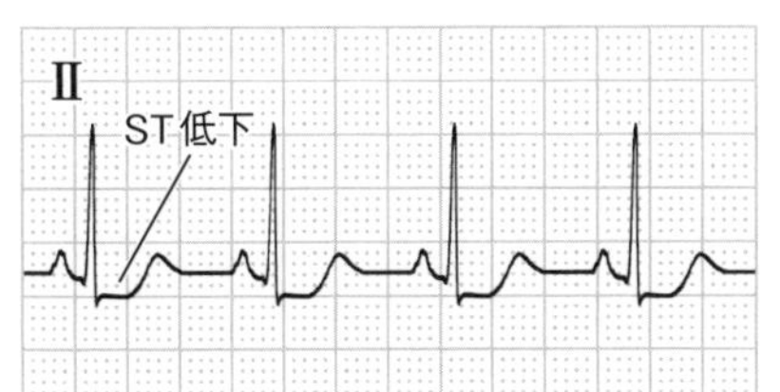

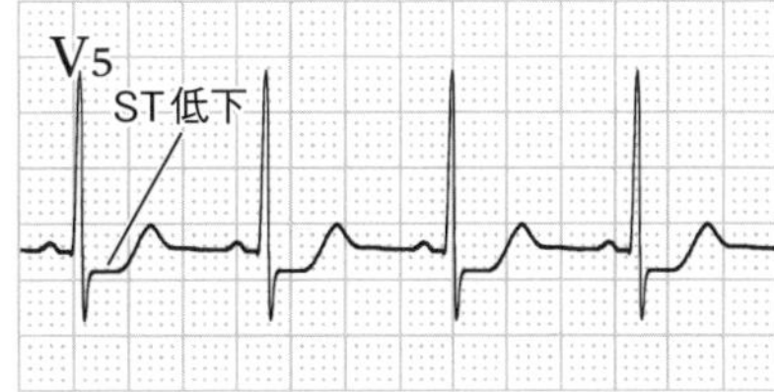

- Q5の心電図ではⅡ，Ⅲ，aVF，V3～V6誘導でST低下を認めます．
- 心室肥大を疑うR波の増高は認めません．
- よって狭心症と判断します．

狭心症の心電図の特徴

- 狭心症は冠動脈の器質的狭窄により，運動などの労作によって心内膜側の心筋への血液供給が一時的に不十分となったために発作性の胸痛などを起こす疾患です．
- 狭心症の発作時にST低下を認め，一定の労作以上でST低下が出現するという再現性があります．
- 陰性T波を伴うことがあります．

Q6 解答（ 3. 異型狭心症 ）

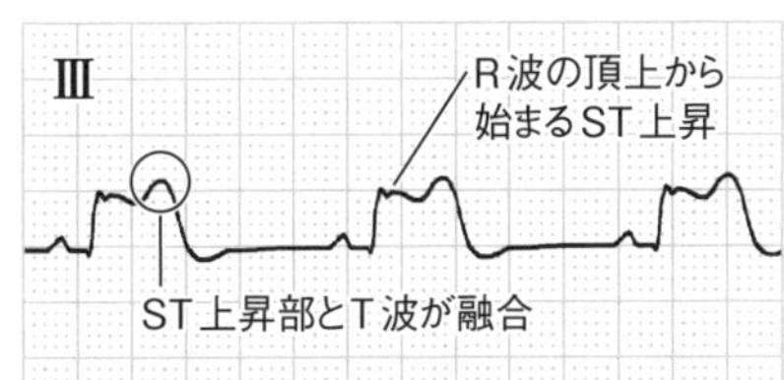

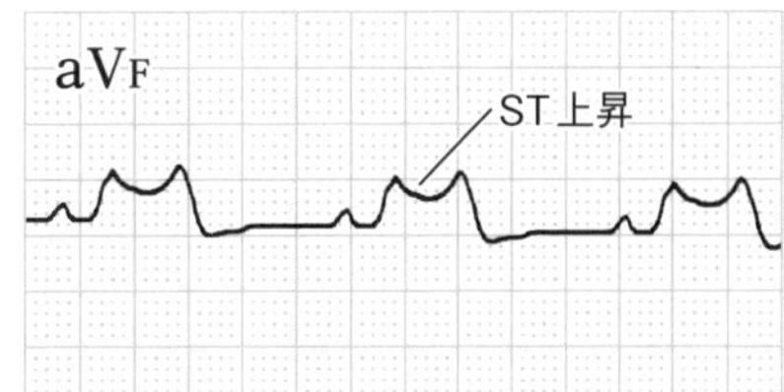

- Q6の心電図ではⅡ，Ⅲ，aVF，V1誘導でST上昇を認めます．
- Ⅱ，Ⅲ，aVF誘導のST上昇はR波の頂上付近から始まり，ST上昇部とT波が融合した形を示しています．
- Ⅰ，aVL，V2～V6誘導でST低下を認めます．
- よって異型狭心症と判断します．

異型狭心症の心電図の特徴

- 異型狭心症は冠動脈の攣縮により一時的に冠動脈の血流が停止し，主に安静時に虚血性発作を起こす疾患です．
- ST上昇を認め，ST上昇部とT波が融合した形を示します．
- ST上昇は，R波の頂上付近から始まります．
- 対側誘導ではST低下を認めます（鏡像変化）．

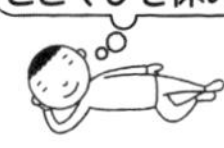

ST低下の種類　～狭心症から～

ST低下には水平型低下，下行傾斜型低下，接合部型低下，盆状低下があります．
狭心症に特徴的な低下は，水平型低下と下行傾斜型低下です．ジギタリス療法中にST低下を示すことがあり，これをジギタリス効果といいます．ジギタリス効果に特徴的なST低下は，下行傾斜型低下と盆状低下です．接合部型低下は生理的な変化のことが多いのですが，狭心症に見られることもあります．

ST低下の種類

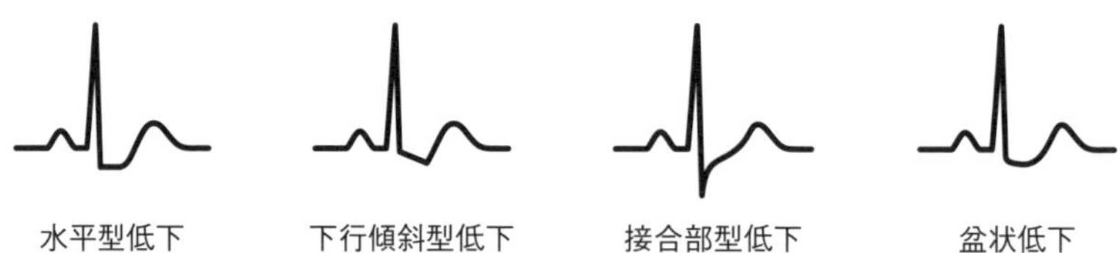

memo

Q7 解答（ 4. 急性心筋梗塞 ）

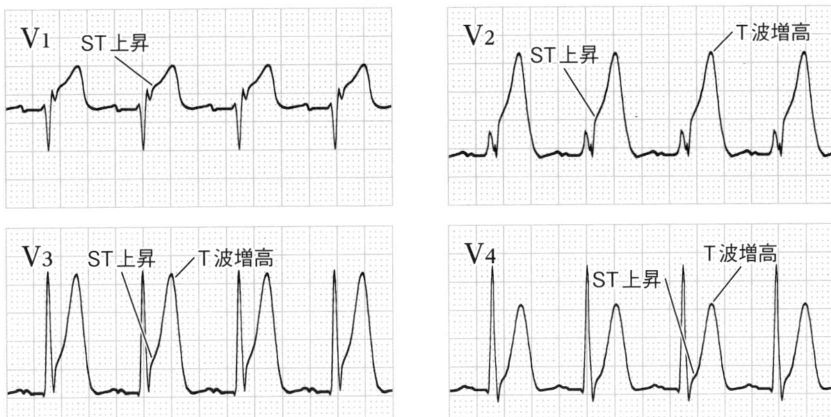

・Q7の心電図ではV_1～V_4誘導にST上昇とT波の増高を認めます．
・よって急性心筋梗塞（前壁中隔梗塞）と判断します．

前壁中隔梗塞

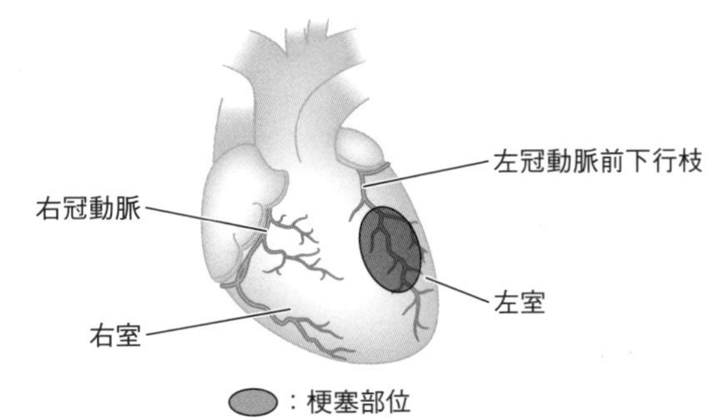

：梗塞部位

急性心筋梗塞の心電図の特徴

- 心筋梗塞は，冠動脈が閉塞して血液の循環が障害され，支配領域の心筋に限局性の壊死が起こった状態です．
- 心電図所見は時間的経過とともに特徴的な変化を示します．
- 急性心筋梗塞ではT波の増高→ST上昇→異常Q波→冠性T波の順に変化します．

▶異常Q波とはQ波の幅が0.04秒以上，深さがR波の高さの4分の1以上になることをいいます．

▶冠性T波とは左右対称な陰性T波のことをいいます．

Q8 解答（　1. 陳旧性心筋梗塞　）

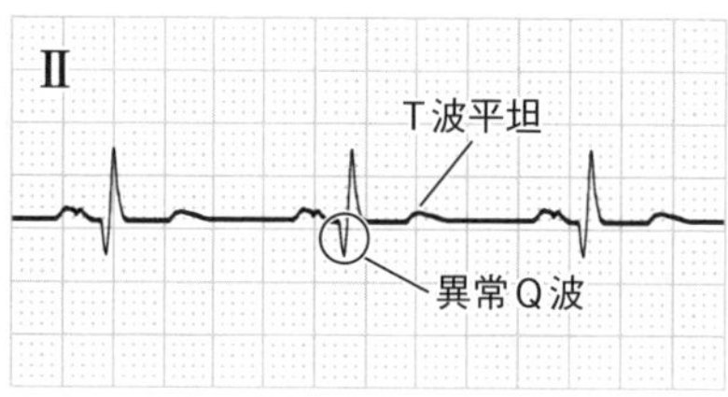

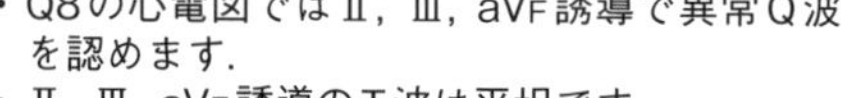

・Q8の心電図ではII，III，aVF誘導で異常Q波を認めます．
・II，III，aVF誘導のT波は平坦です．
・よって陳旧性心筋梗塞（下壁梗塞）と判断します．

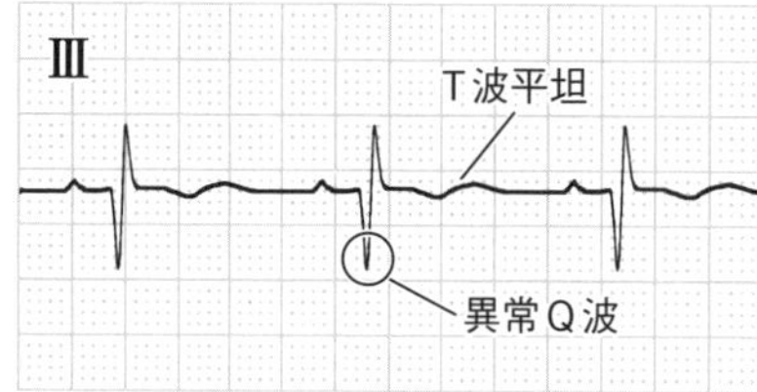

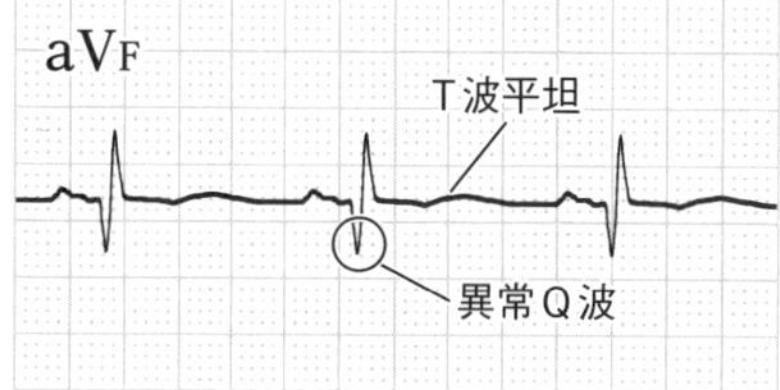

下壁梗塞

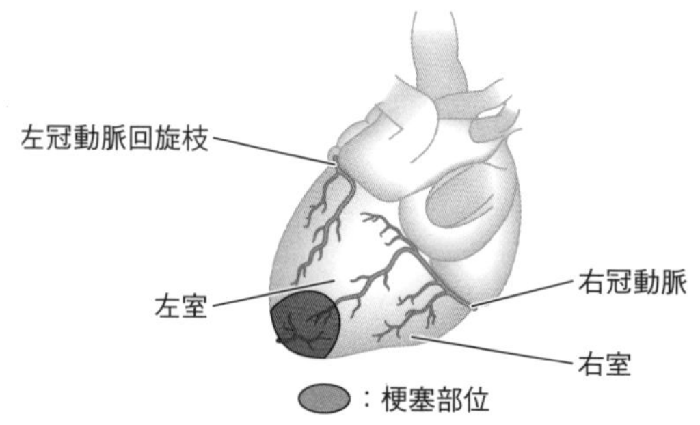

陳旧性心筋梗塞の心電図の特徴

- 陳旧性心筋梗塞の特徴的な心電図所見は異常Q波です．
- 異常Q波は冠動脈の支配領域に一致します．
- 陰性T波や平坦なT波を認めます．

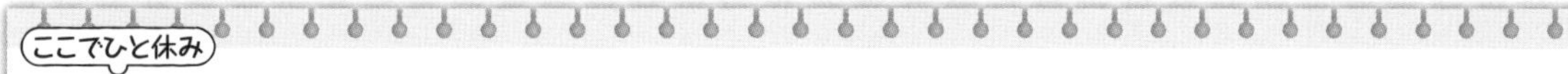

心筋梗塞のまとめ

心筋梗塞は発症後，時間経過とともに特徴的な心電図の変化を示します．また標準12誘導で梗塞所見が見られる誘導から，心筋梗塞の梗塞部位を推測できます．

▶ **梗塞所見はST上昇，異常Q波，冠性T波です．**

心筋梗塞の心電図経時的変化

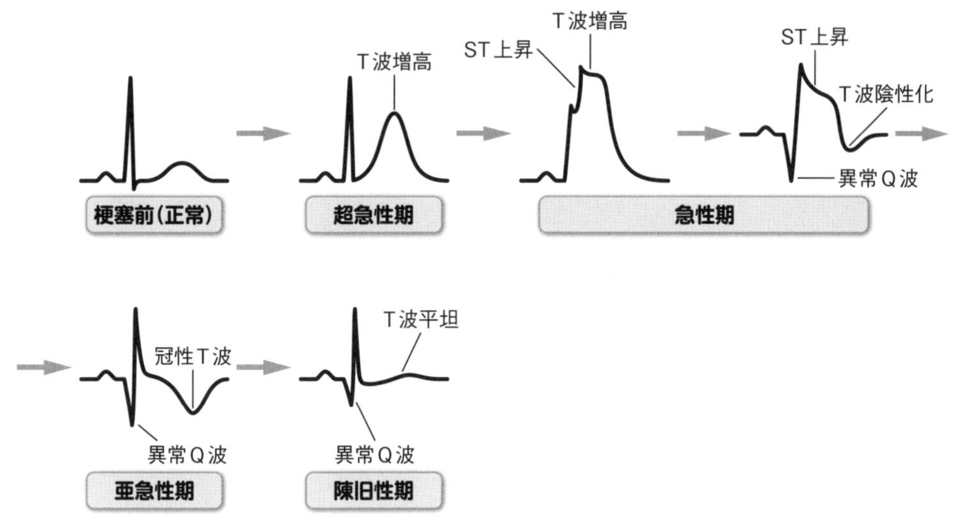

心筋梗塞の心電図変化と梗塞部位との関連

	I	II	III	aV_R	aV_L	aV_F	V_1	V_2	V_3	V_4	V_5	V_6	V_{3R}	V_{3L}
前壁								＋	＋	＋				
前壁中隔							＋	＋	＋	(＋)				
広範囲前壁	＋				＋		＋	＋	＋	＋	＋	＋		
側壁	＋				＋						＋	＋		
下壁		＋	＋			＋								
後壁							★	★						
右室							(＋)						＋	＋

＋ ：ST上昇，異常Q波，冠性T波の見られる誘導
(＋)：ST上昇，異常Q波，冠性T波がときに見られる誘導
★ ：R波増高

Q9 解答（ 3. 急性心膜炎 ）

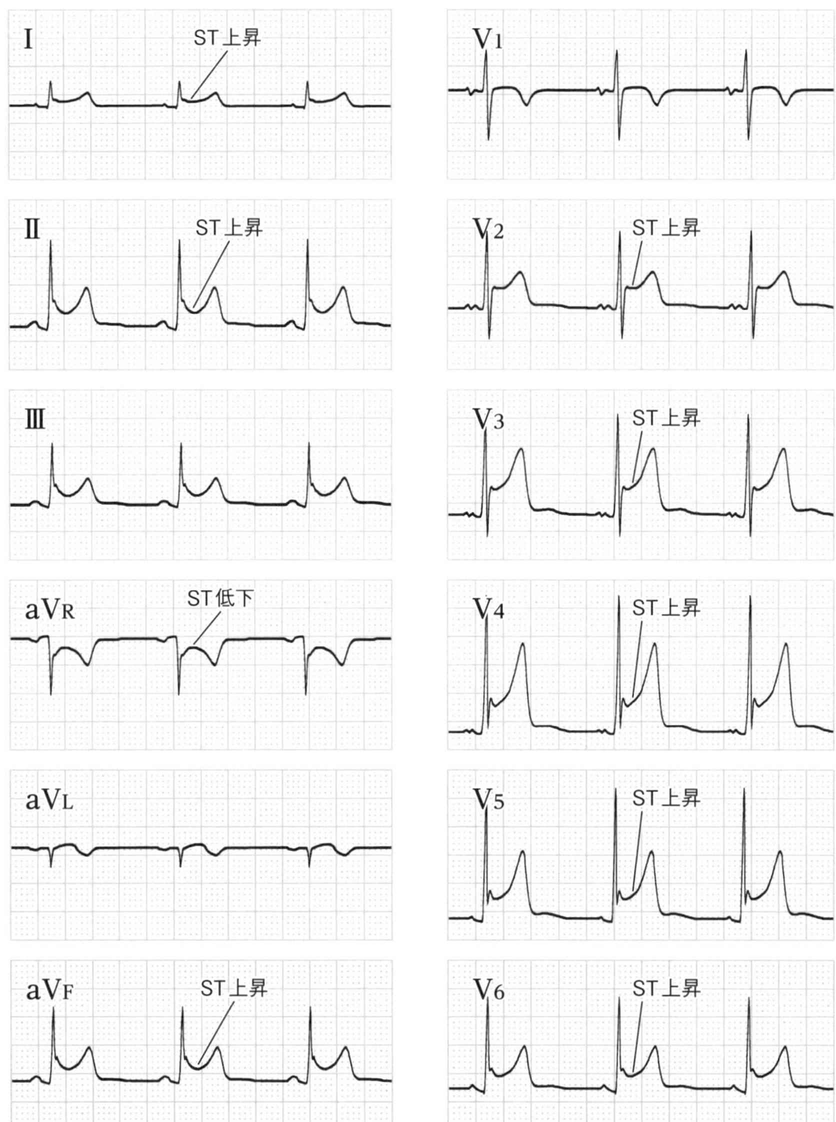

- Q9の心電図ではⅠ，Ⅱ，Ⅲ，aVL，aVF，V2～V6誘導でST上昇を認めます．
- aVR誘導のSTは低下しています．
- よって急性心膜炎と判断します．

急性心膜炎の心電図の特徴

- 急性心膜炎は心膜および心膜周辺の心筋に炎症が生じる疾患です．
- aVR，V1誘導を除く広範囲な誘導でST上昇を認めます．
- aVR誘導のSTは低下します（ST上昇の鏡像変化）．

Q10 解答（ 2. ブルガダ症候群 ）

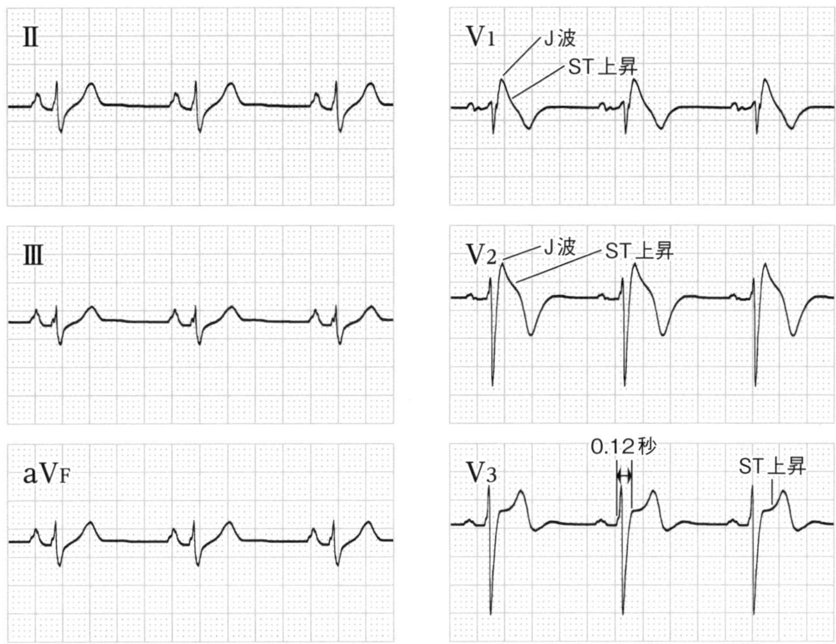

- Q10の心電図ではQRS幅が0.12秒と広く，右脚ブロック様を示しています.
- V_1 ～ V_3誘導でST上昇を認めます.
- V_1, V_2誘導にJ波を認め，コーブド（coved）型のST上昇を示しています.
- V_3誘導でサドルバック（saddle back）型のST上昇を示しています.
- よってブルガダ症候群と判断します.

ブルガダ症候群の心電図の特徴

- ブルガダ症候群は原因となる基礎疾患がなく，突然心室細動を発症する症候群です.
- 完全または不完全右脚ブロック様のQRS波でJ波を有します.
  - ▶ **J波とはQRS波とSTの接合部（J点）にある，やや鈍な陽性波をいいます.**
- またV_1 ～ V_3誘導でST上昇を認めます.
- ST上昇のタイプとして，コーブド（coved）型とサドルバック（saddle back）型があります.

コーブド（coved）型ST上昇

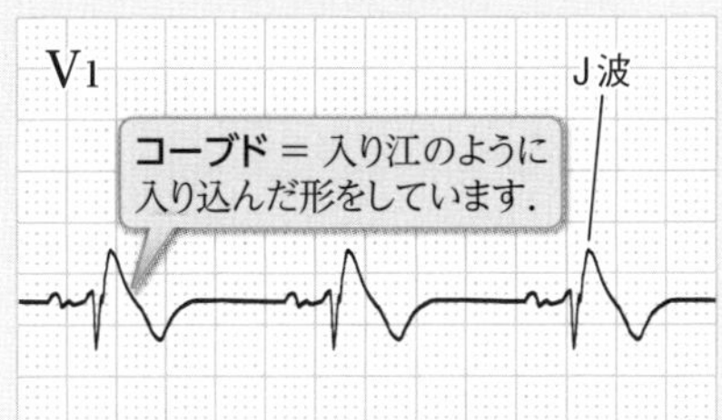

サドルバック（saddle back）型ST上昇

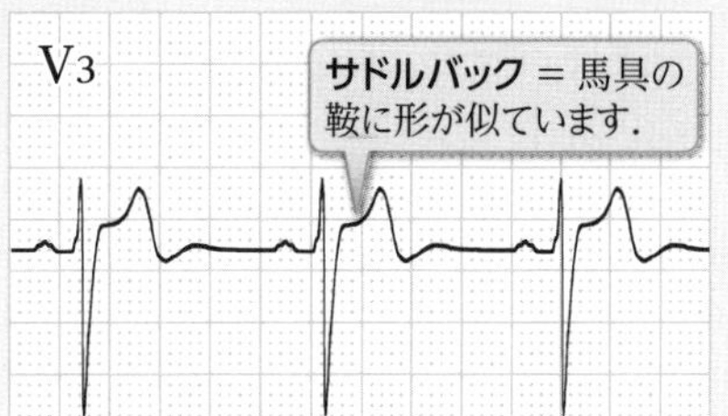

Q11 解答（　2. 左房肥大　）

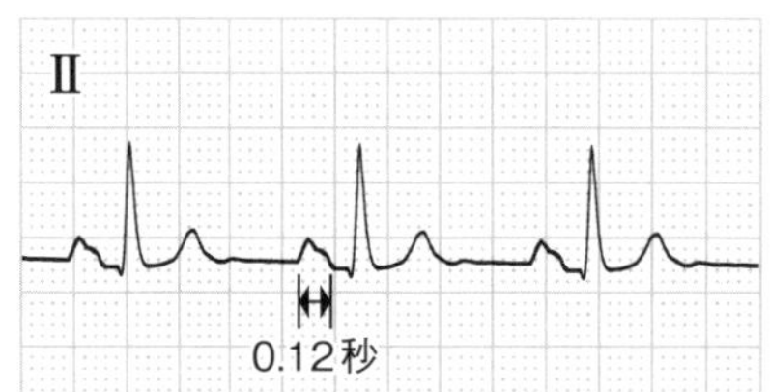

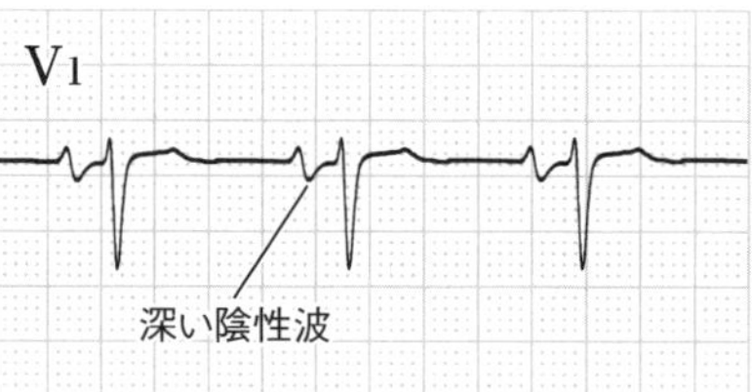

- Q11の心電図ではⅡ誘導のP波が0.12秒と延長しています.
- V_1誘導のP波は二相性で深い陰性波を示しています.
- よって左房肥大と判断します.

左房肥大の心電図の特徴

- 肥大した左房によって，左房の興奮時間が延長し，P波の幅が広くなります.
- Ⅱ誘導でP幅が0.12秒以上を示します.
- V_1誘導のP波は二相性で深い陰性波を示します.

Q12 解答（　2. 右房肥大，3. 右室肥大　）

右房肥大

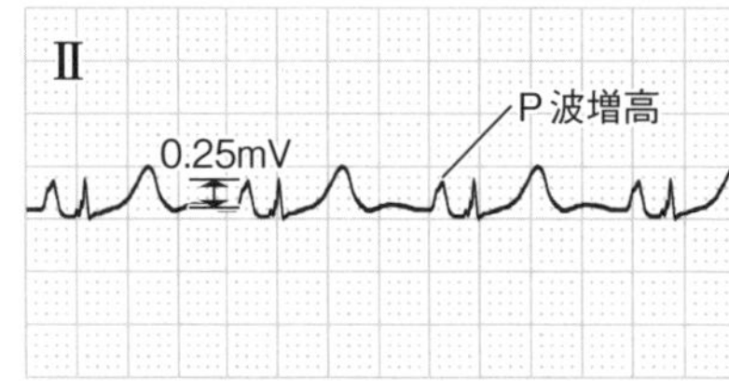

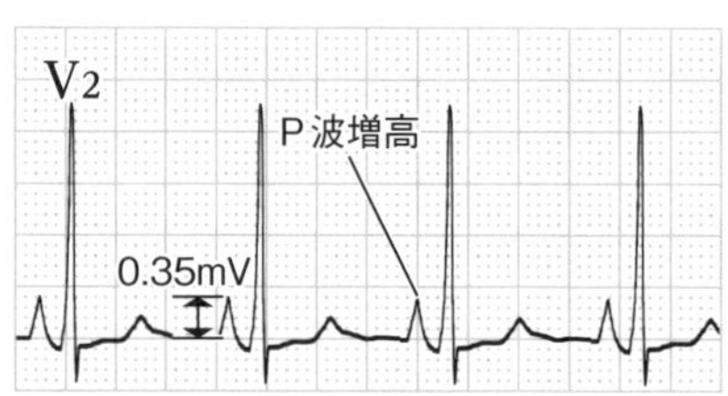

- Q12の心電図ではⅡ誘導でP波高が0.25mVと増高しています.
- V_2誘導のP波は尖鋭で，高さは0.35mVと増高しています.
- よって右房肥大と判断します.

右室肥大

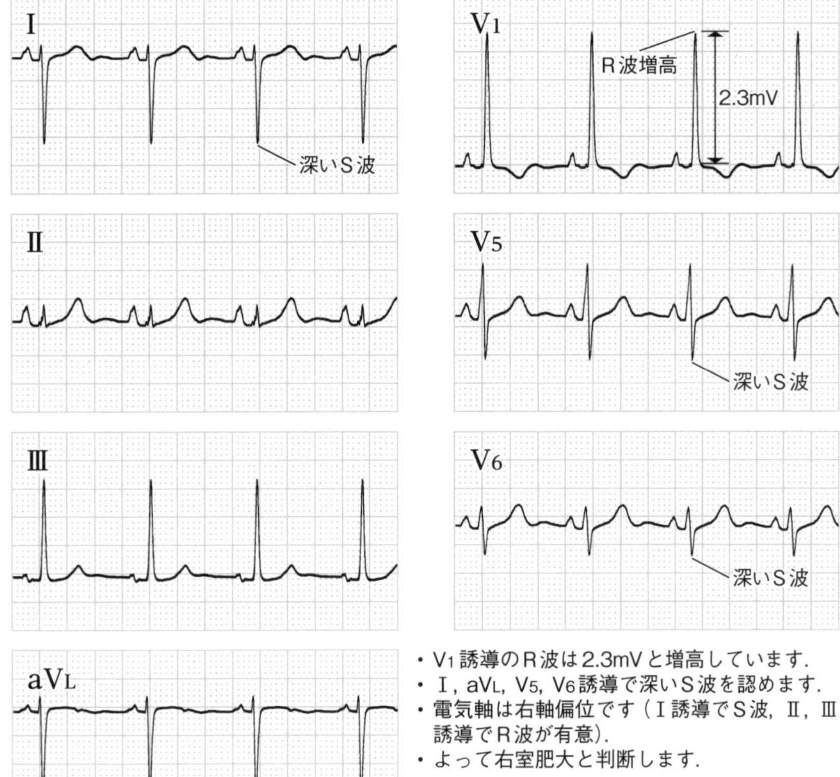

- V_1誘導のR波は2.3mVと増高しています.
- Ⅰ, aV_L, V_5, V_6誘導で深いS波を認めます.
- 電気軸は右軸偏位です（Ⅰ誘導でS波, Ⅱ, Ⅲ誘導でR波が有意).
- よって右室肥大と判断します.

右房肥大の心電図の特徴

- 右房肥大では, 右房の起電力が増大しP波の振幅が高くなります.
- Ⅱ, Ⅲ, aV_F誘導のいずれかでP波が0.25mV以上を示します.
- V_1, V_2誘導のいずれかでP波が0.20mV以上を示します.

右室肥大の心電図の特徴

- V_1 ~ V_3誘導でR波が高く, 0.7mV以上を示します.
- Ⅰ, aV_L, V_5, V_6誘導で深いS波を示します.
- 右軸偏位を示します.

Q13 解答（　4. 左室肥大　）

V_1

1.4mV

深いS波

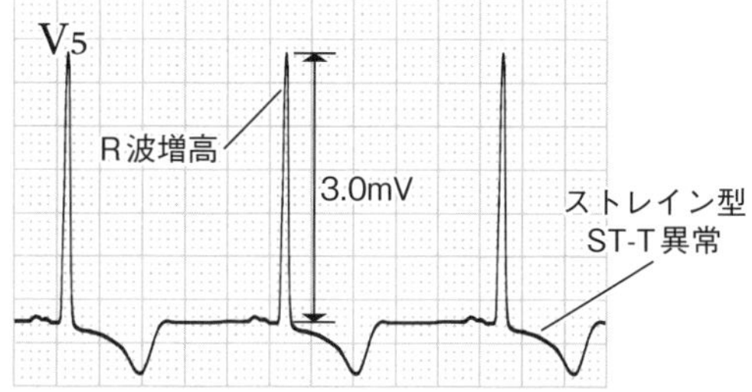

- Q13の心電図ではV_5誘導のR波が3.0mVと増高しています.
- V_1誘導のS波は1.4mVでV_5誘導のR波との和は4.4mVです.
- V_5, V_6誘導でストレイン型ST-T異常を認めます.
- よって左室肥大と判断します.

左室肥大の心電図の特徴

- 左室肥大は心室内圧の上昇や心室容量の増大により生じます.
- V_5 (V_6) 誘導でR波が2.6mV以上を示します.
- V_1誘導のS波とV_5誘導のR波の振幅の和が3.5mV以上になります.
- ST低下とT波の陰転化を認めることがあります.
- 圧負荷によるものではV_5, V_6誘導にST低下, ストレイン型ST-T異常を示します.

▶ストレイン型ST-T異常とは上に凸のST低下を伴い, 前半がなだらかで後半が急な左右非対称の陰性T波をいいます. 左室肥大や肥大型心筋症で見られます.

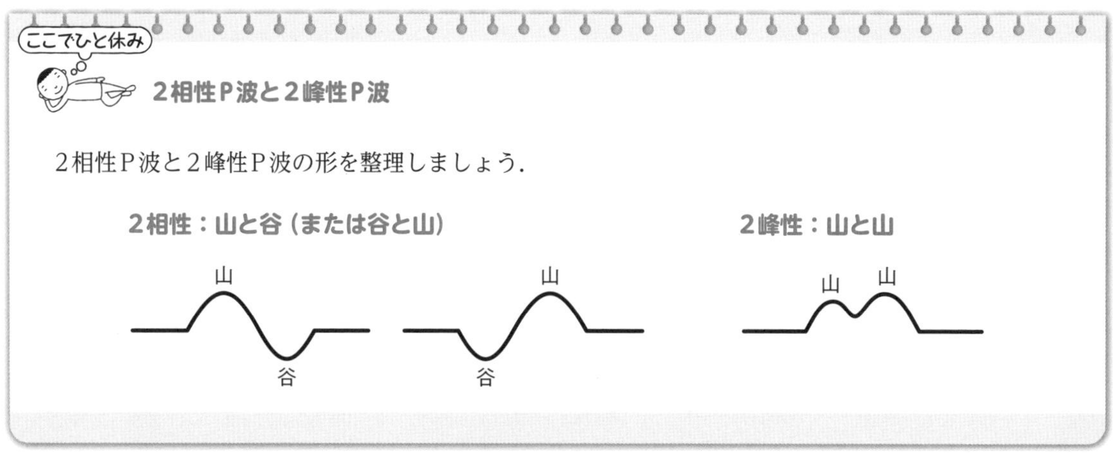

2相性P波と2峰性P波の形を整理しましょう.

Q14 解答（ 3. 右胸心 ）

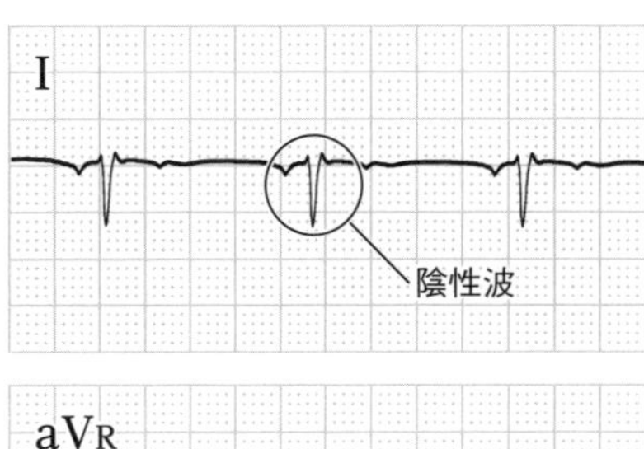

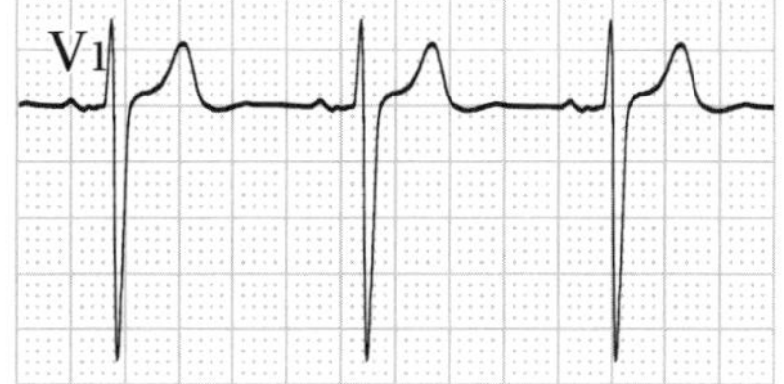

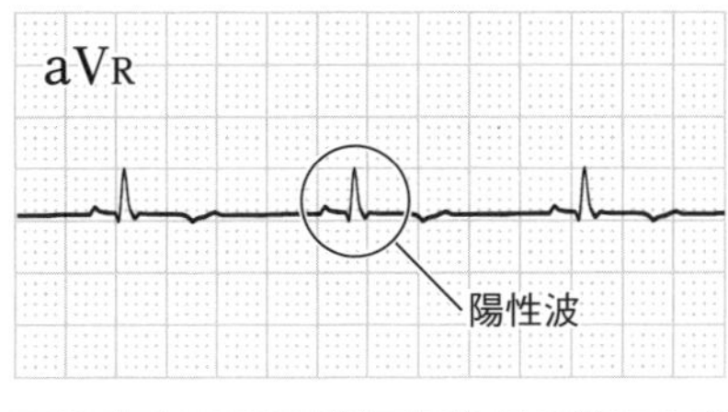

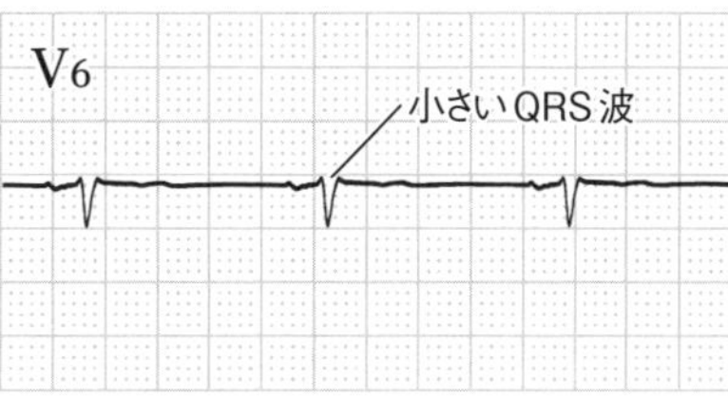

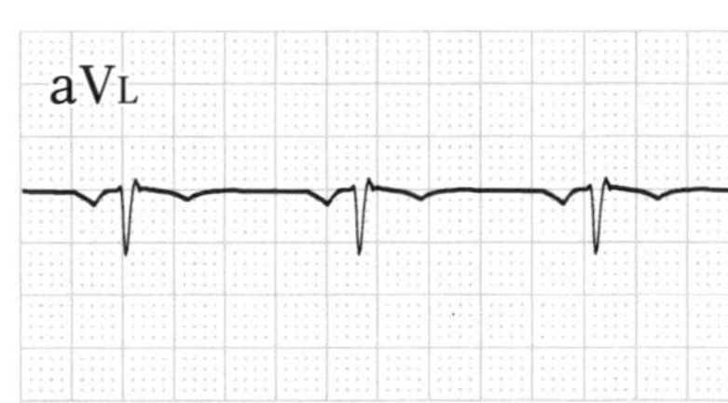

- Q14の心電図ではⅠ誘導のP波，QRS波，T波が陰性です．
- aVR誘導のP波，QRS波，T波は陽性で，aVL誘導では陰性です．aVR誘導とaVL誘導の形が入れ替わっています．
- V1～V6誘導にかけてQRS波が次第に小さくなっています．
- よって右胸心と判断します．

右胸心の心電図の特徴

- 右胸心は，心臓の左右が逆転しているときにいいます．
- Ⅰ誘導の波形は下向きになり，aVR誘導とaVL誘導の形が入れ替わります．
- V1～V6誘導にかけてQRS波の振幅が次第に小さくなります．

memo

Q15 解答（　5. 人工ペースメーカー　）

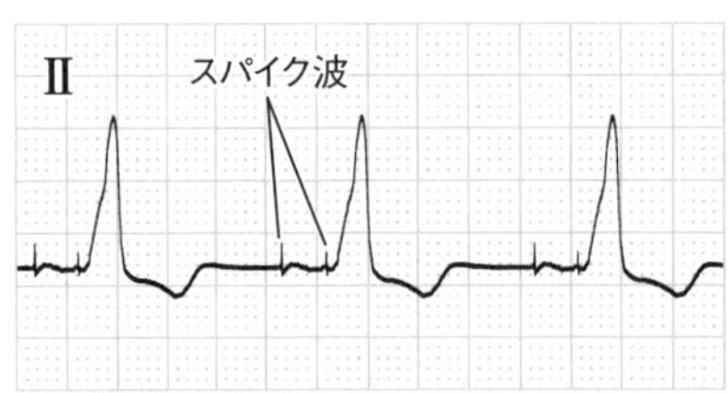

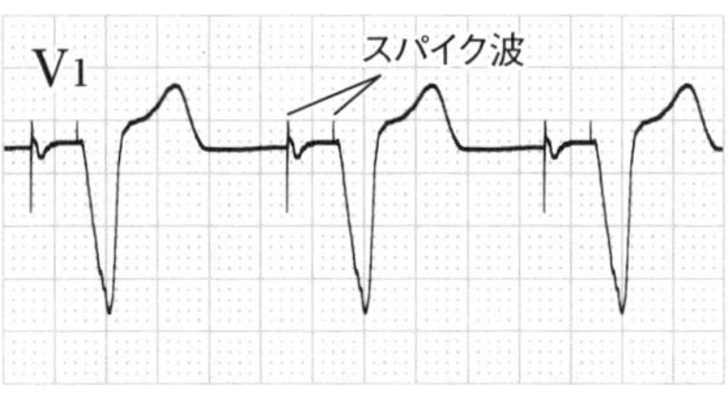

- Q15の心電図ではP波とQRS波の直前にスパイク波を認めます.
- よって人工ペースメーカーと判断します.

人工ペースメーカーの心電図の特徴

- 人工ペースメーカーは電極を直接心筋に固定し，人工的な刺激により心臓を収縮させて心拍を確保するものです.
- 電気刺激によるスパイク波を認めます.
- スパイク波に続き，それによって生じたP波またはQRS波を認めます.

memo

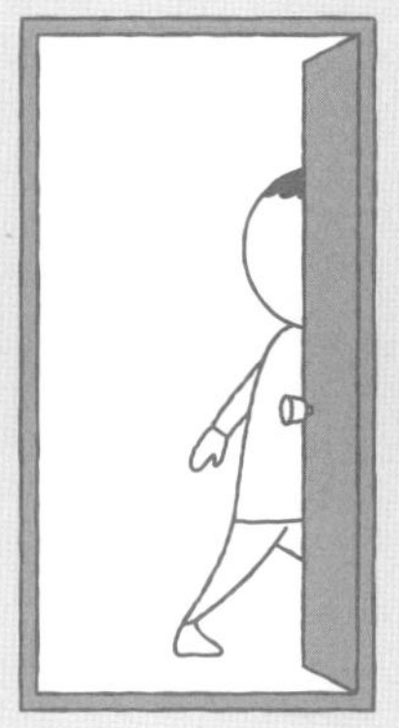

付　録

波形をなぞって覚えましょう

少し変わった方法で，波形の特徴を覚えてみるのはどうでしょう．
ここでは主に不整脈の心電図をピックアップしました．
それぞれの波形の特に目立つところを大きな文字で強調したり，イラストを使って表現したりしています．
特徴を確認したあとは，ぜひ実際に手を動かして波形をなぞってみてください．
上がったり，下がったり，時にはジグザグ，時にはまっすぐ……．
眺めていたときとはひと味違う，心電図学習の楽しさが発見できるかもしれません．
これから授業や実習で出会うさまざまな波形も，同じような方法で整理してみるとおもしろいでしょう．

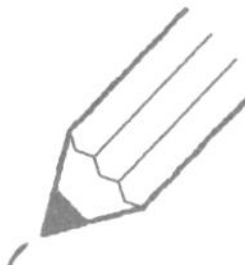

波形をなぞって覚えましょう

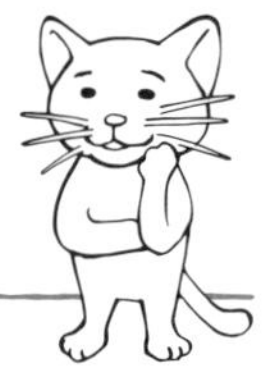

ここでは主に不整脈の心電図を選びました．また不整脈ではありませんが，覚えておいてほしい所見があるので，波形異常の心電図を最後に2つ付け加えました．

それぞれの波形には，実際に心電図を読むときの参考になるように，一番目立つ所見から順番に **まず**，次に，そして のマークを付けました．🙂といっしょに波形の特徴を確認していきましょう．

そしてぜひ試してほしいのが **波形をなぞってみましょう** です．心臓の電気的な活動が紡ぎだすリズムを「体感」してください．波形を見ていただけではわからなかったことに，気づくことができるかもしれません．

① 正　常

●まずは基本の波形，正常波形のポイントを確認しましょう．

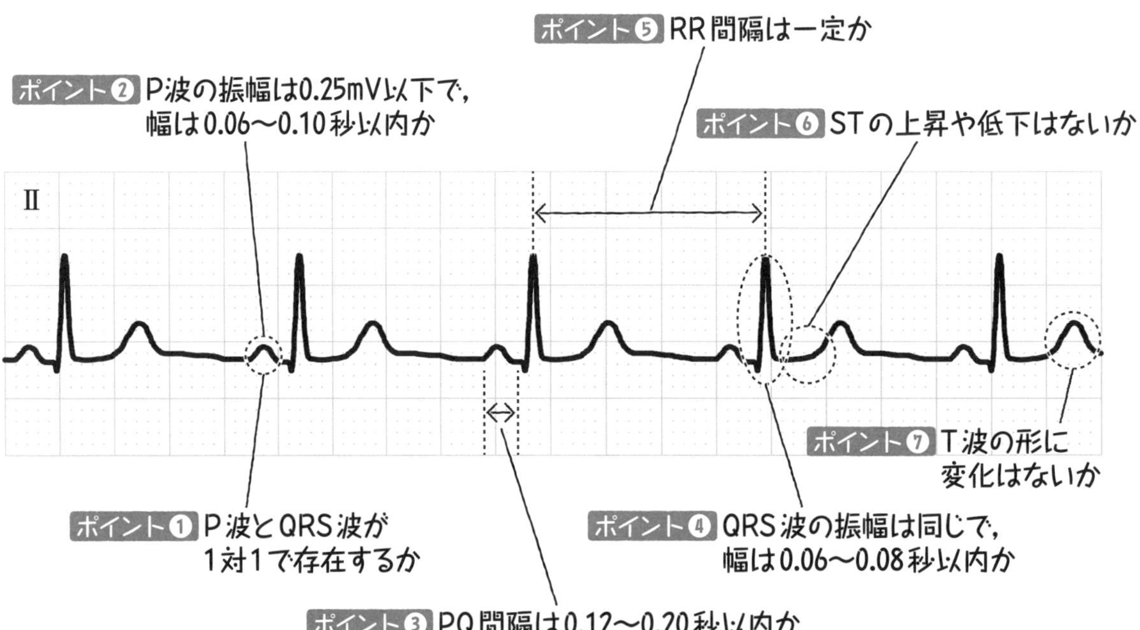

波形をなぞってみましょう

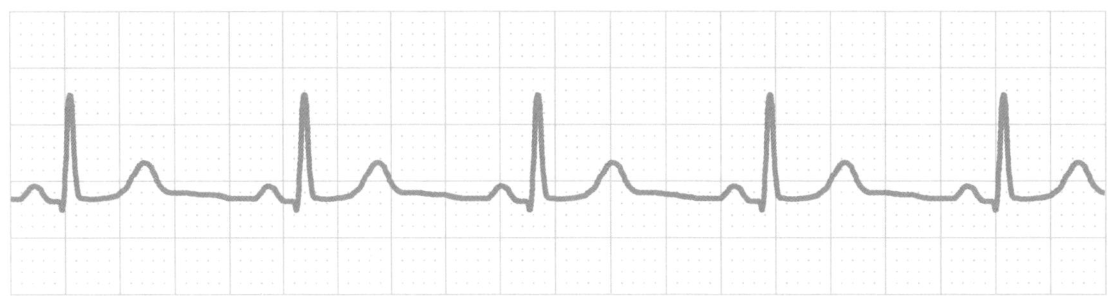

② 洞房ブロック

洞房ブロックの心電図の特徴をまとめたページは p.53

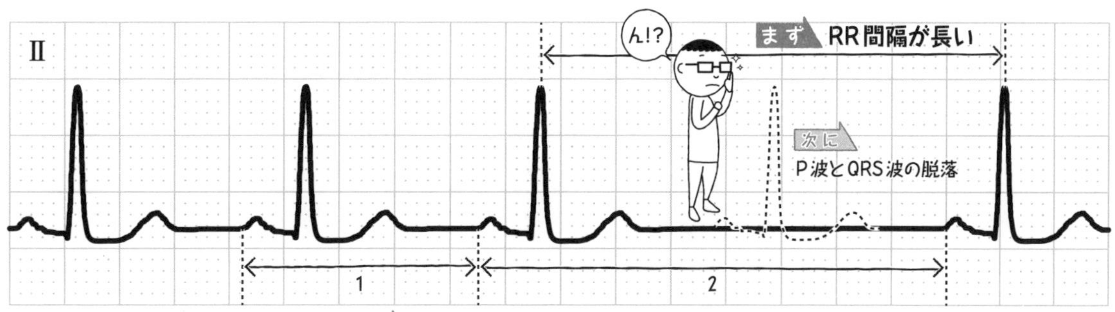

II
ん!?
まず RR間隔が長い
次に P波とQRS波の脱落
1
2
そして 延長したPP間隔が他のPP間隔の整数倍になっている

波形をなぞってみましょう

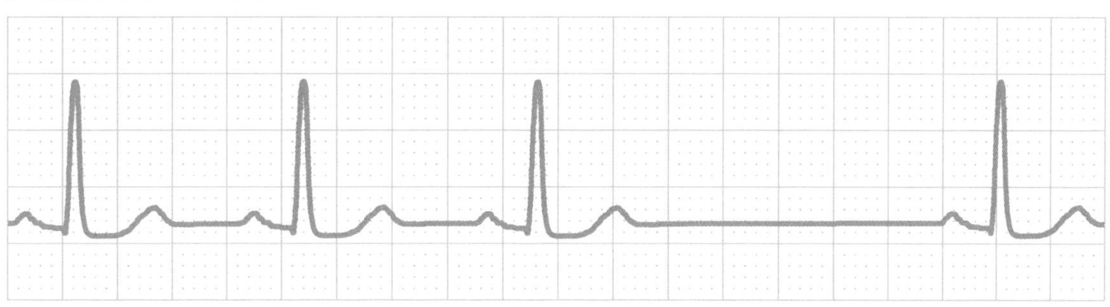

③ 心房細動

心房細動の心電図の特徴をまとめたページは p.54

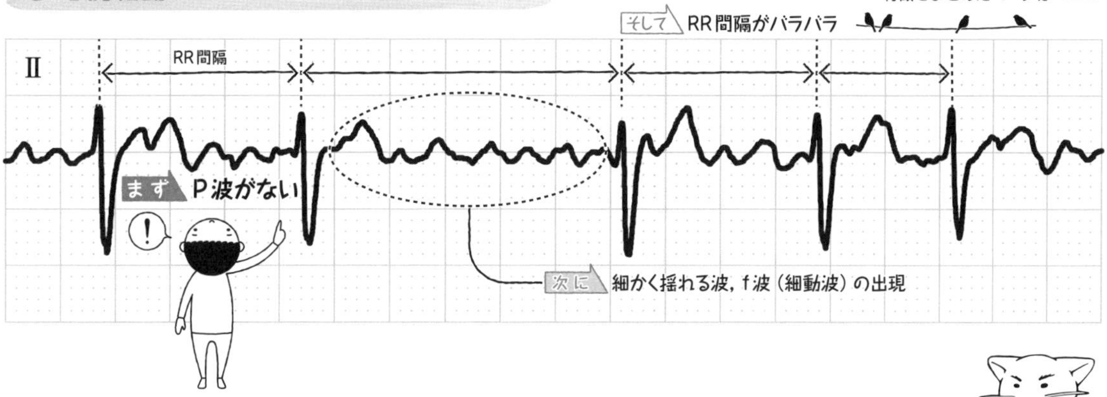

そして RR間隔がバラバラ
II
RR間隔
まず P波がない
!
次に 細かく揺れる波，f波（細動波）の出現

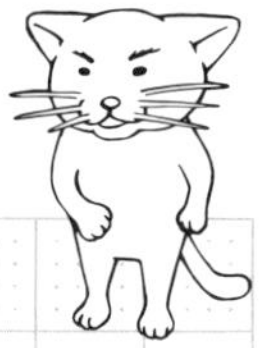

波形をなぞってみましょう

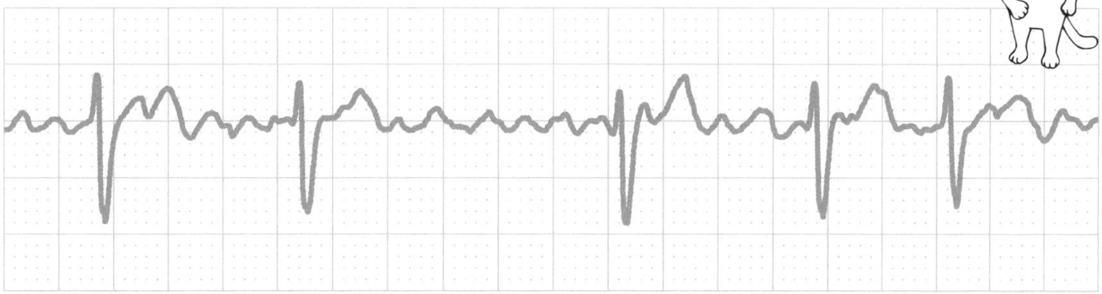

④ 心房粗動

心房粗動の心電図の
特徴をまとめたページは p.54

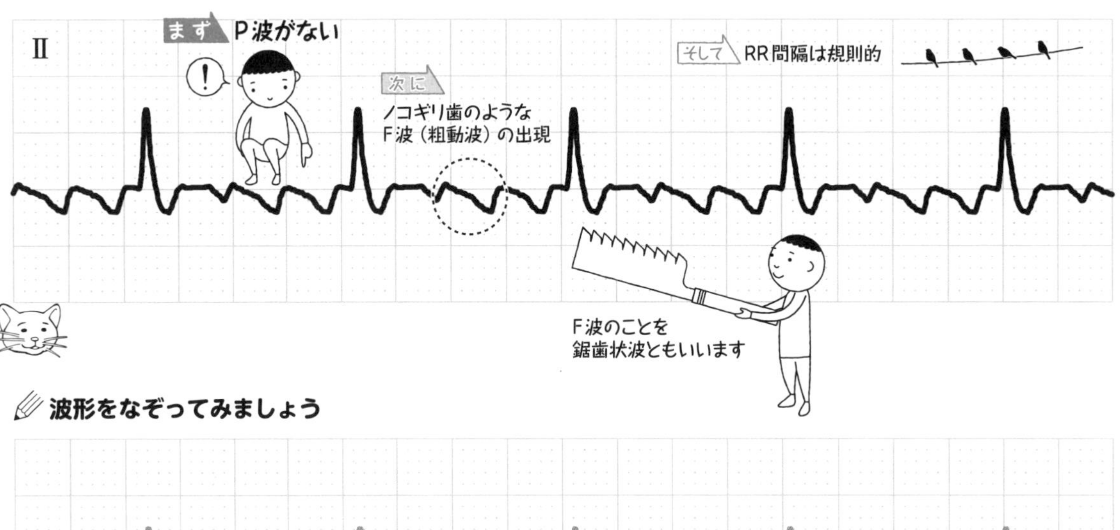

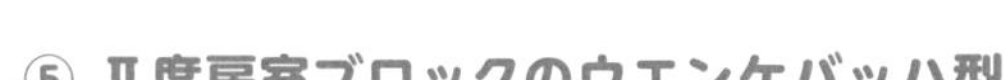

波形をなぞってみましょう

⑤ Ⅱ度房室ブロックのウエンケバッハ型

Ⅱ度房室ブロックのウエンケバッハ型の心電図の
特徴をまとめたページは p.55

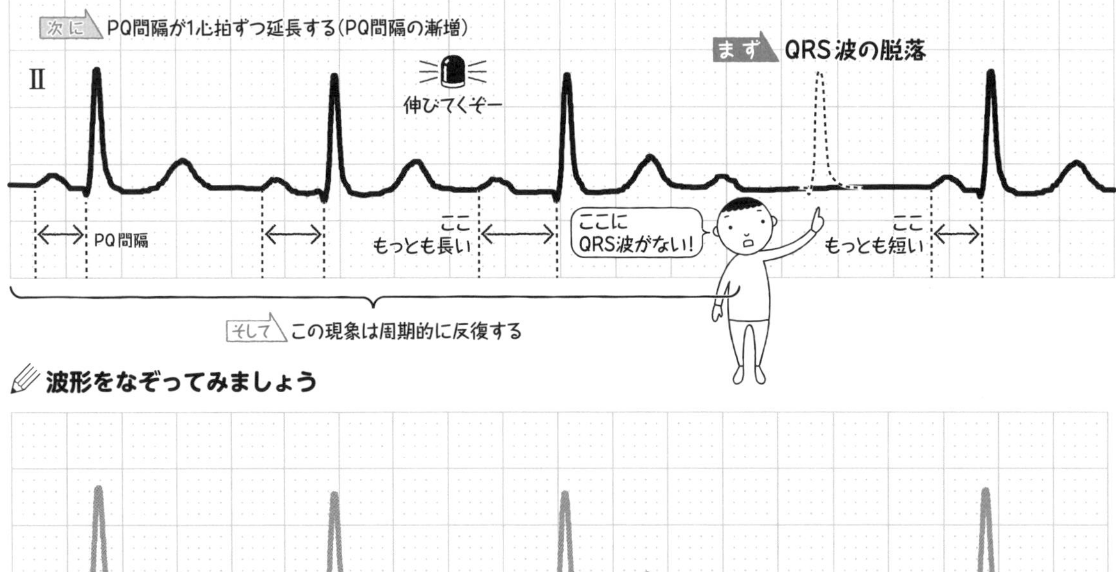

波形をなぞってみましょう

⑥ Ⅱ度房室ブロックのモビッツⅡ型

Ⅱ度房室ブロックのモビッツⅡ型の心電図の特徴をまとめたページは p.56

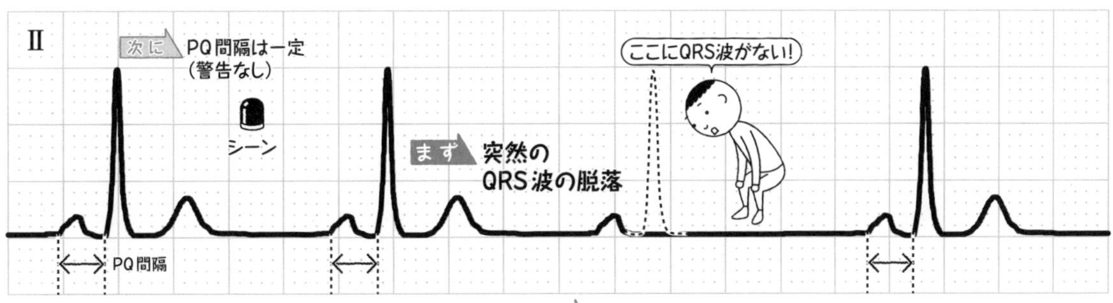

波形をなぞってみましょう

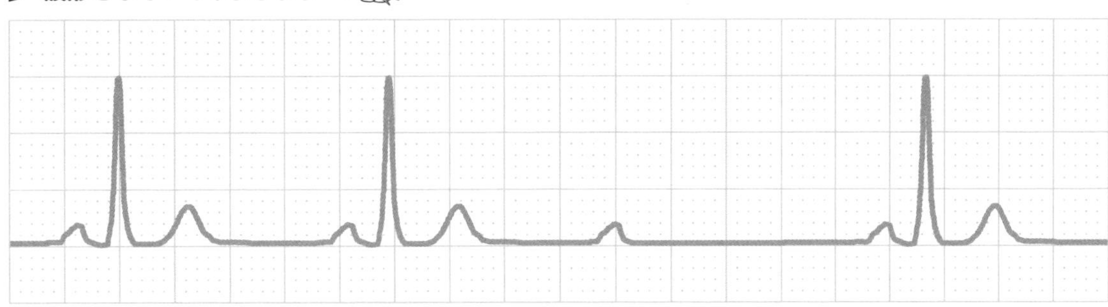

⑦ 完全房室ブロック（Ⅲ度房室ブロック）

完全房室ブロック（Ⅲ度房室ブロック）の心電図の特徴をまとめたページは p.56

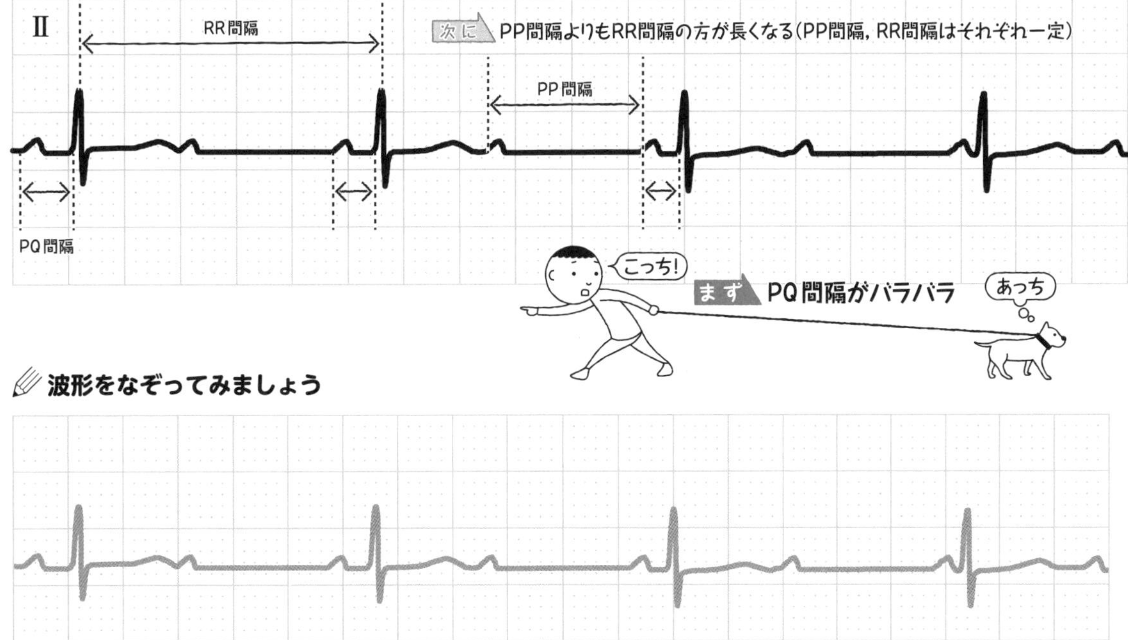

波形をなぞってみましょう

⑧ 心房期外収縮

心房期外収縮の心電図の特徴をまとめたページは p.58

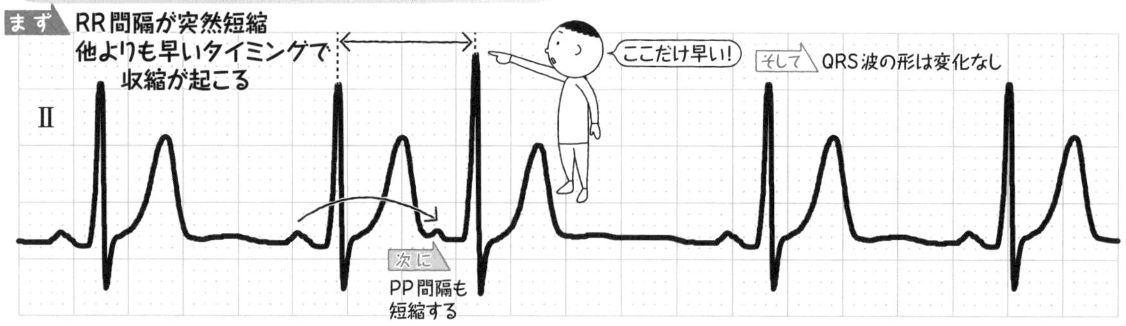

波形をなぞってみましょう

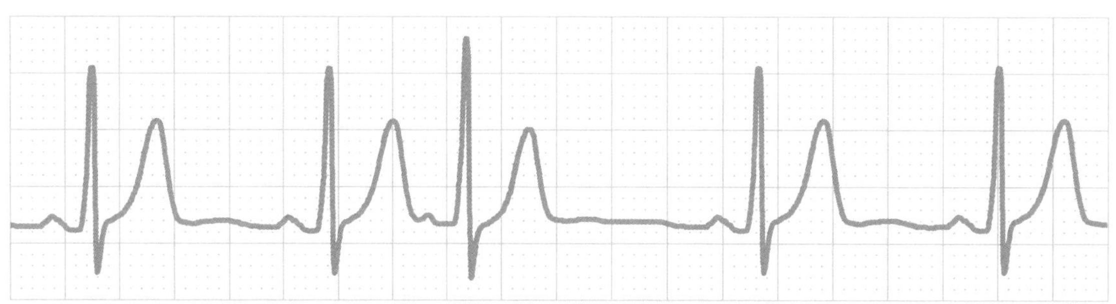

⑨ 心室期外収縮

心室期外収縮の心電図の特徴をまとめたページは p.59

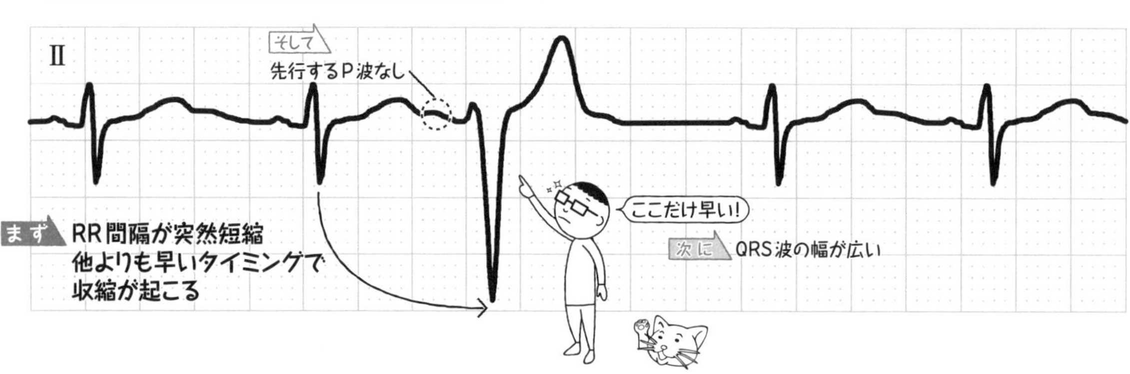

波形をなぞってみましょう

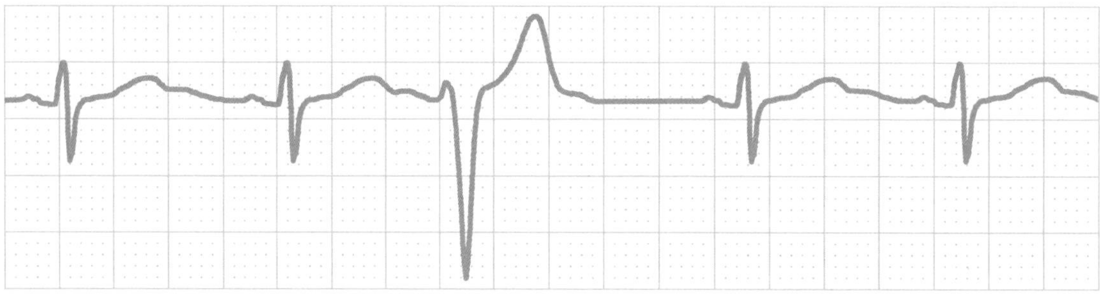

⑩ 多源性心室期外収縮

多源性心室期外収縮の心電図の特徴をまとめたページは p.60

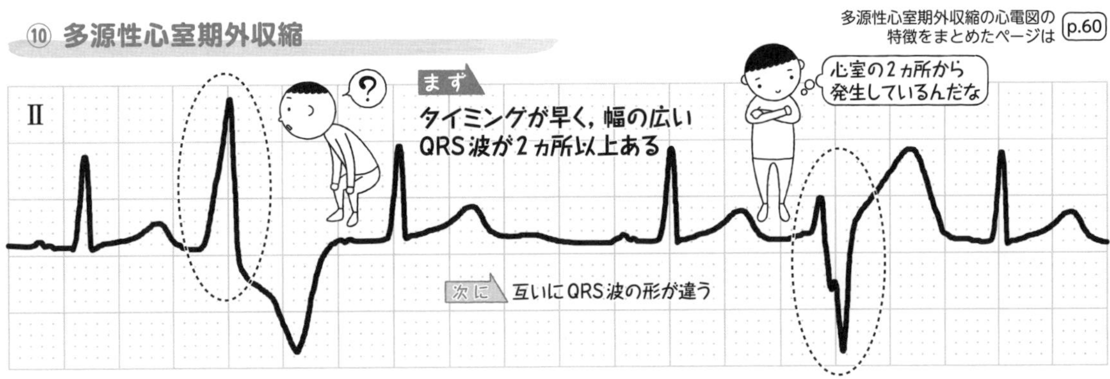

波形をなぞってみましょう

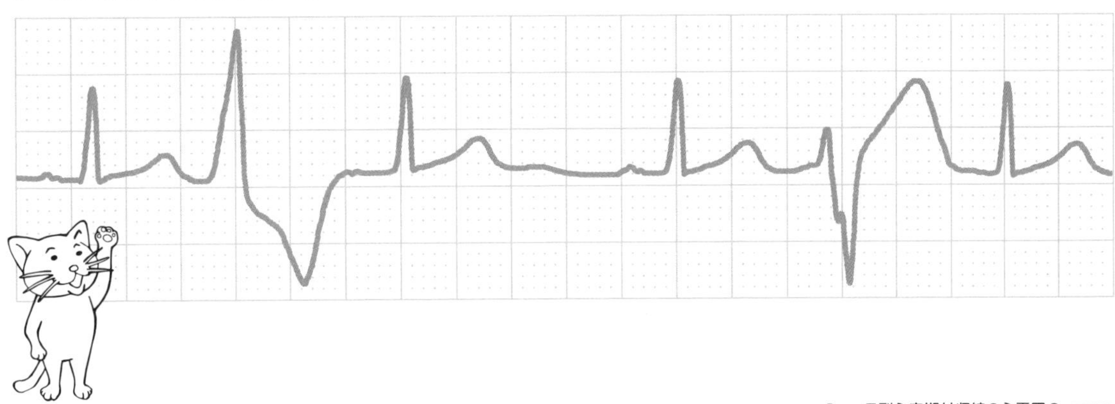

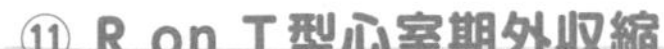

⑪ R on T型心室期外収縮

R on T型心室期外収縮の心電図の特徴をまとめたページは p.61

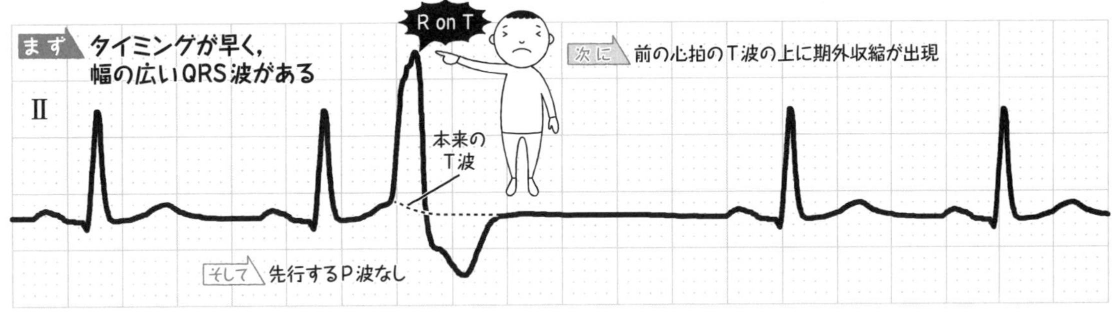

波形をなぞってみましょう

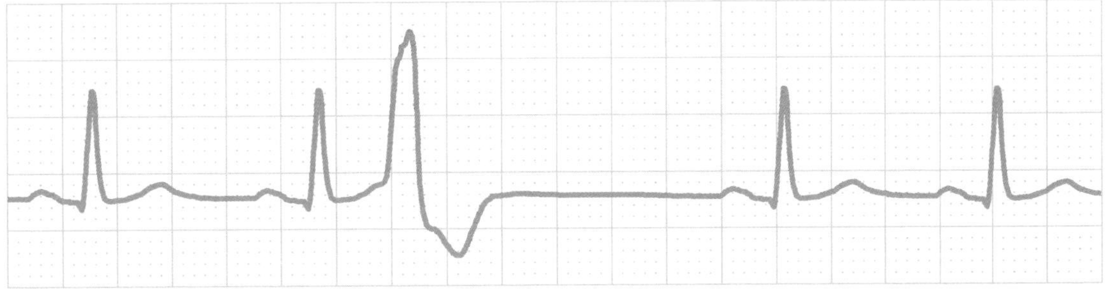

⑫ ショートラン型心室期外収縮（非持続性心室頻拍）

ショートラン型心室期外収縮（非持続性心室頻拍）の心電図の特徴をまとめたページは p.62

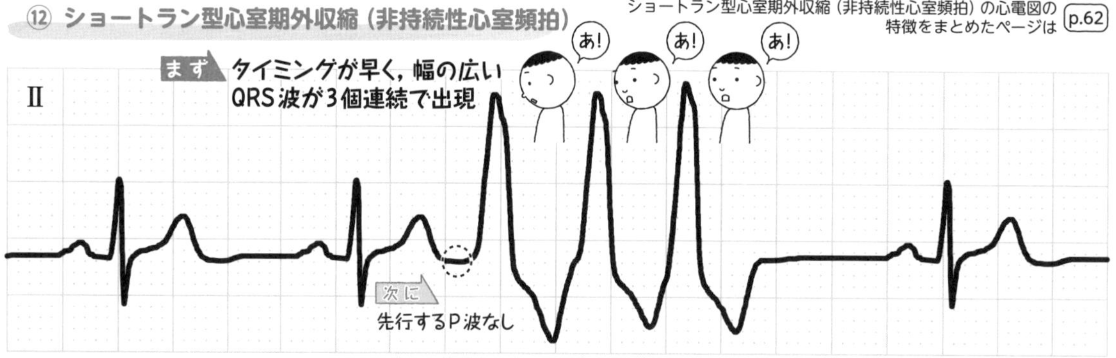

✎ 波形をなぞってみましょう

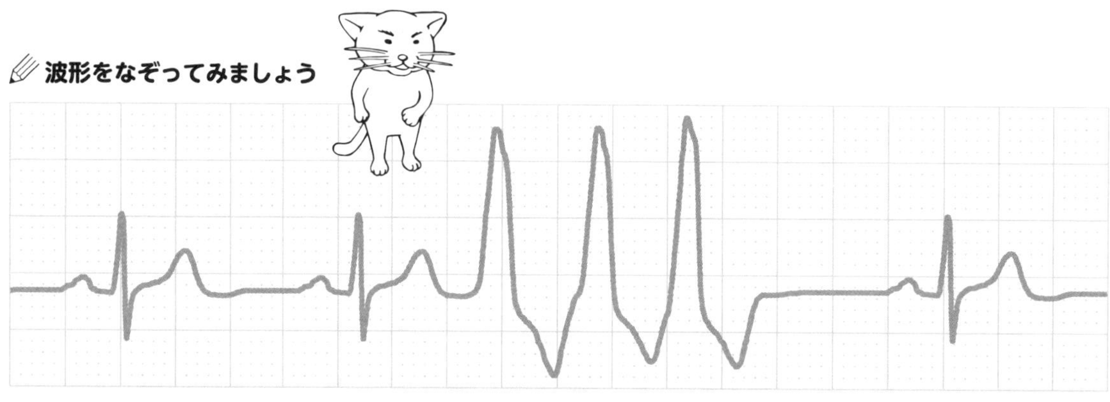

⑬ WPW症候群

WPW症候群の心電図の特徴をまとめたページは p.72

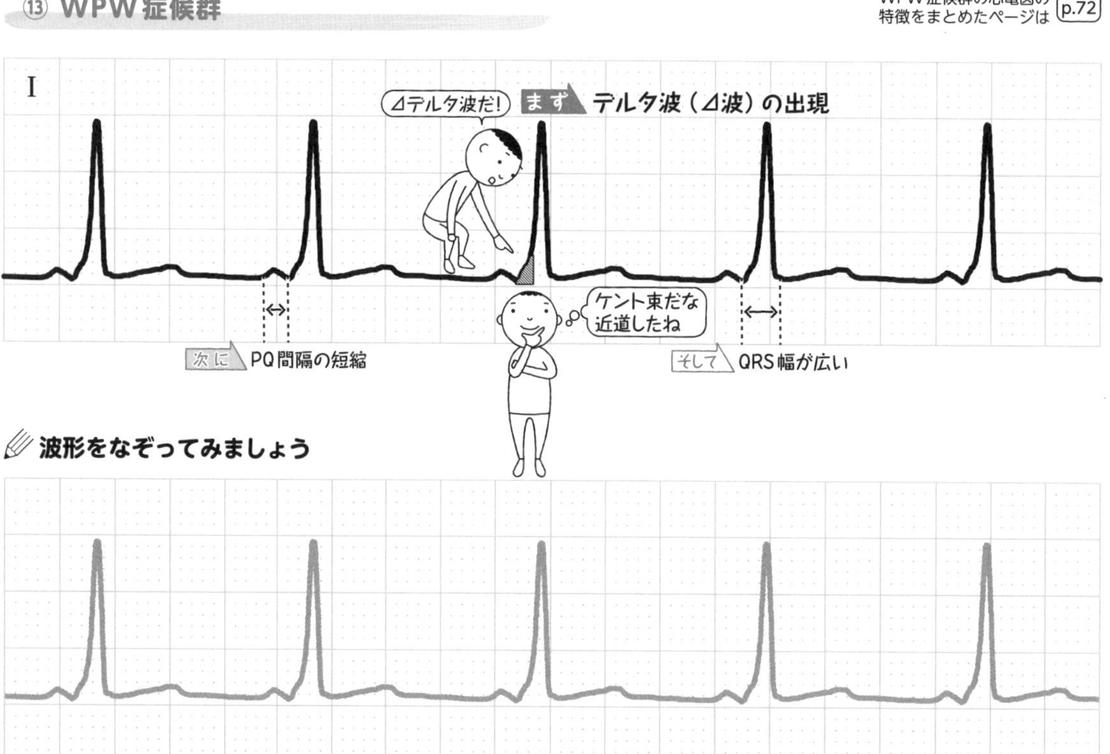

✎ 波形をなぞってみましょう

⑭ ブルガダ症候群

ブルガダ症候群の心電図の
特徴をまとめたページは p.79

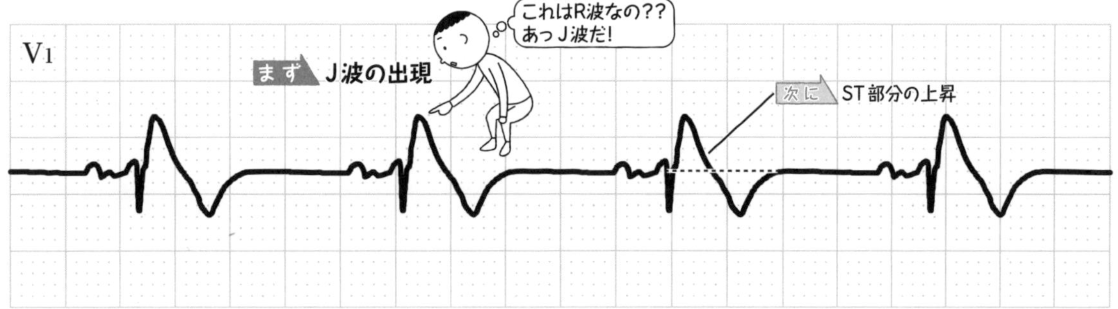

波形をなぞってみましょう

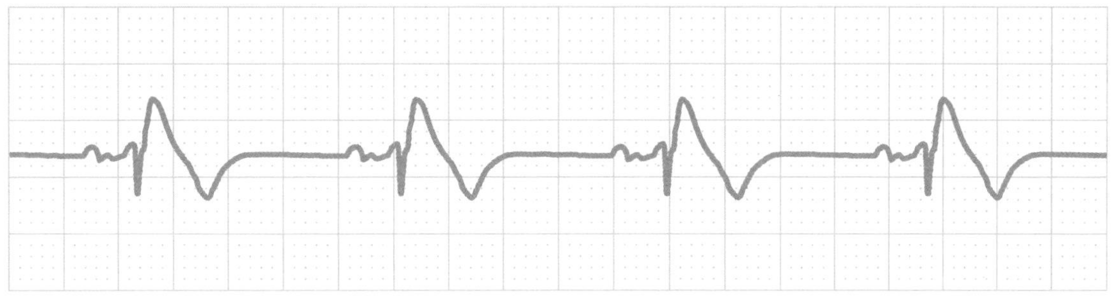

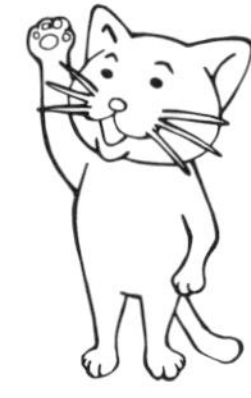

2nd ステップと 3rd ステップの 解答・解説 もくじ

解答一覧としてもご利用下さい.

2nd ステップ 解答・解説 52

3rd ステップ 解答・解説 69

ここでひと休み

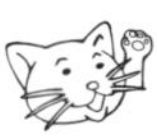

【監修者紹介】

杉浦　哲朗（すぎうら　てつろう）

1976年　関西医科大学 卒業
1979年　米国マサチューセッツ州・セントビンセント病院（Cardiology Fellow）
1982年　関西医科大学大学院 修了，医学博士
　　　　同大学内科学第二講座 研究医員
1984年　同 助手
1990年　同 講師
1995年　同 助教授
1999年　高知医科大学臨床検査医学講座 教授
2003年　高知大学医学部器官制御医学講座 病態情報診断学 教授
2010年　高知大学医学部附属病院 病院長（兼任）
2014年　高知大学医学部 医学部長（兼任）
2016年　土佐市民病院 名誉院長
2018年　関西医科大学総合医療センター 病院長

【著者紹介】

土居　忠文（どい　ただふみ）

1977年　天理医学技術学校 卒業
1977年　公益財団法人 天理よろづ相談所病院 臨床病理部 入職
1982年　高知医科大学医学部附属病院 検査部 入職
1991年　高知医科大学医学部附属病院 検査部 主任
2001年　高知医科大学医学部附属病院 検査部 副技師長
2003年　高知大学医学部附属病院 検査部 副技師長
2015年　株式会社高知医療支援研究所 所長

宮尾　恵示（みやお　えみ）

1990年　高知学園短期大学 卒業
1990年　高知県立中央病院 検査科 入職
1990年　高知医科大学医学部附属病院 検査部 入職
2012年　高知大学医学部附属病院 検査部 主任

心電図ドリル（2色版）

2020年（令和2年）7月10日発行（新装版）　第1版第1刷
2022年（令和4年）11月20日発行（2色版）　第1版第1刷©

監修者　杉浦哲朗

著　者　土居忠史，宮尾恵示

発行者　渡辺嘉之

発行所　株式会社　**総合医学社**

〒101-0061　東京都千代田区神田三崎町1-1-4
電話 03-3219-2920　FAX 03-3219-0410
URL：https://www.sogo-igaku.co.jp

Printed in Japan
ISBN978-4-88378-770-8

三報社印刷株式会社
イラスト　小林義幸，海野湖水